U0310091

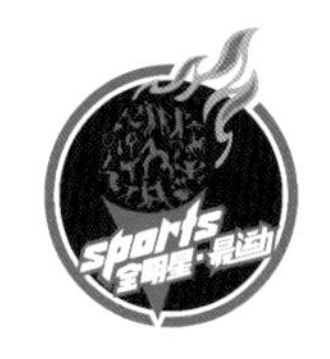

男人：
跟明星
私教学减肥塑形

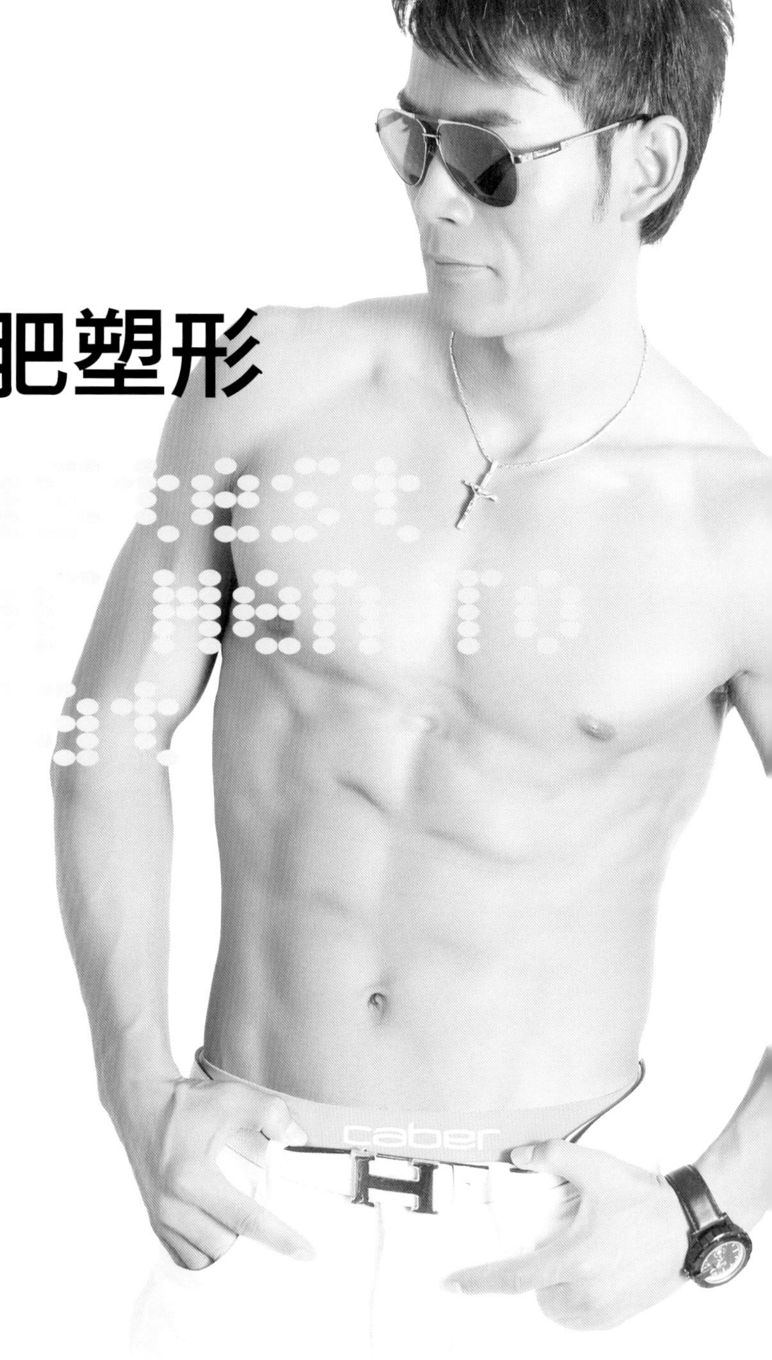

张传奇 /编著

海峡出版发行集团 | 福建科学技术出版社
THE STRAITS PUBLISHING & DISTRIBUTING GROUP | FUJIAN SCIENCE & TECHNOLOGY PUBLISHING HOUSE

图书在版编目（CIP）数据

男人：跟明星私教学减肥塑形/张传奇编著.——福州：福建科学技术出版社，2013.2
ISBN 978-7-5335-4125-5

Ⅰ.①男… Ⅱ.①张… Ⅲ.①男性-减肥-基本知识 Ⅳ.①R161

中国版本图书馆CIP数据核字（2012）第233422号

书　　名　男人：跟明星私教学减肥塑形
编　　著　张传奇
出版发行　海峡出版发行集团
　　　　　福建科学技术出版社
社　　址　福州市东水路76号（邮编350001）
网　　址　www.fjstp.com
经　　销　福建新华发行（集团）有限责任公司
印　　刷　深圳市金星印刷有限公司
开　　本　787毫米×1092毫米　1/16
印　　张　9
图　　文　144码
版　　次　2013年2月第1版
印　　次　2013年2月第1次印刷
书　　号　ISBN 978-7-5335-4125-5
定　　价　29.90元

肥胖可耻，减肥“狠”好

在同诸位男士朋友分享我的减肥教程之前，请允许我给大家灌输两个观点：第一，肥胖的男人是可耻的；第二，男人要对自己狠一点儿。

两句“危言”看似偏激，有失客观，但只要诸位耐心往下看，就一定会被它们所触动。

肥胖让男人失去竞争力

作为私教，我身边有太多因无视肥胖而吃尽苦头的朋友。他们并非天生的肥胖者，多数是被优越的生活养胖的。当然，对待自身的肥胖，他们也并非无动于衷、熟视无睹，如果是这样，我就无缘结识他们，也就无法从他们的口中听到一个个鲜活、生动的故事，更无法深刻地意识到肥胖给大家带来的影响了。

在我的学员中，他们有的因为肥胖而追求不到心仪的女生，有的因为肥胖而丧失很好的工作机会，有的则因为肥胖而与健康失之交臂。

也许在“发福”前，他们不曾预料过肥胖会给自己的生活带来如此多的困扰。他们是天生的美食家，对待美食有一种“来者不拒”的豪气，他们的座右铭是“人生得意须尽欢”。但是凡事有得必有失，好事不可能都让一个人占尽，在吃尽美食的同时，他们的腰围在一天天膨胀，所有之前的美好都与他们渐行渐远。

除了我的学员，我进入模特行业后，我身边模特好友们，也让我领略到了肥胖给生活带来的困扰。模特是个对身材要求极其严格的行业，这就需要模特们能时刻保持健硕的身材，来应对导演严苛的目光。

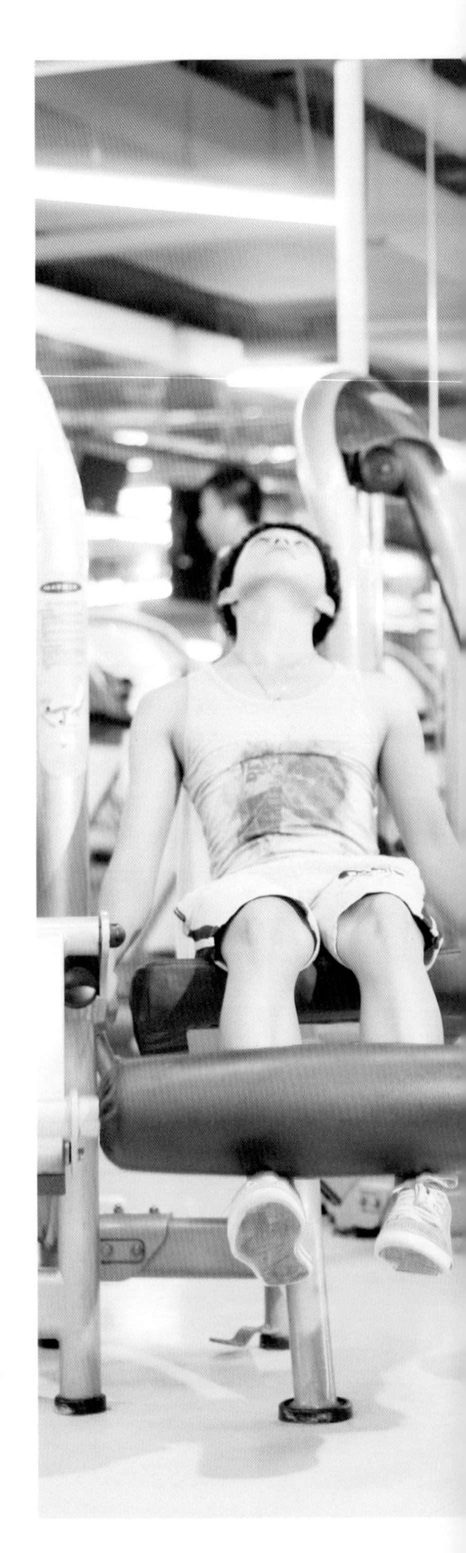

我有一位非常要好的哥们儿，身材、五官都挺好的，是天生做模特的料儿，本来应该在模特圈里大展拳脚才是，却因为身材肥胖渐渐淡出这个圈子了。交谈中才知道他因为经常交际，饮食不规律，导致身体严重发福，慢慢地，导演就不再找他拍戏了。

这个世界是公平的，不过需要你换个角度看问题，不要凡事都以自己为中心。想想看，在你希望找到一位年轻貌美的姑娘的时候，美女们为什么就不能做个与白马王子携手一生的美梦呢？在你希望找到一份世界 500 强的工作时，人力资源部的女士们为什么就不能想着招一位有学历、有能力又养眼的年轻小伙呢？在你羡慕那些身体健康、身材健美的男生时，你知道人家为了保持好的身材忍饥挨饿多少天，做了多少个俯卧撑、仰卧起坐吗？

“狠”男人才能成大事

我常常对身边的朋友说：“千万别说这个社会残酷，只能怪你对自己狠得还不够。”对，生活永远不会如你所愿，按照你的设想去发展，你需要的是不断调整自己，把正在做梦的自己摇醒，让自己看清现实，然后拼了劲地往前冲。人生真正能够主宰的事情其实并不多，所以能够决定的事就一定要全力以赴，不给自己后悔的机会。

想做成一件事，就必须得有一股狠劲，对自己狠点儿，不论遇到多大的困难，都该迎难而上，而不是退缩。现在对自己狠一点儿，是为了以后他人能对你温柔一些。尊严是自己弄丢的，也得自己设法找回来。

从西方的拿破仑，到春秋五霸之一的越王勾践，过往的历史，都在向我们讲述这样一个道理：成大事就必须狠字当头；你不去逼自己，永远不会知道自己的潜力有多大；你给自己留了后路，你就永远不知道路尽头的风光多么旖旎。

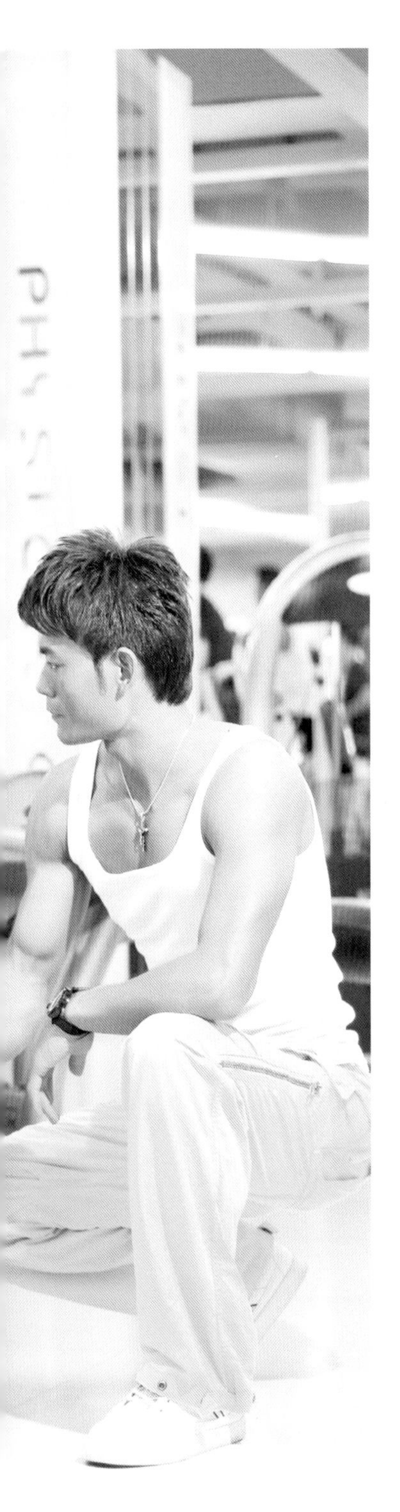

有恒心，减肥才能成功

人们常说“吃一堑，长一智”，减肥也是如此。不真正经历一些伤痛，你就无法品尝到自酿苦酒的苦涩，千言万语的劝诫往往不及一记重重的耳光来得发人深省、印象深刻。

我之前提到的那位模特朋友就是最好的例子。自从品尝到肥胖给他带来的耻辱后，他就开始觉醒了，痛定思痛，他开始了炼狱般的减肥计划，在两个月的时间里，他天天健身，严格控制饮食。两个月后，我们惊喜地看到他身上的肥肉全都不见了，而且身材更出众了，八块腹肌清晰可见，手臂也粗壮了不少。自从恢复了之前的好身材后，他收到广告拍摄邀约就越来越多了，最让我们高兴的是，他不是个好了伤疤忘了痛的人。他现在的性格比以前更加谦和了，也不再喝酒了，遇上小聚也一律以水代酒。为了保持现在的身材，他每晚还会做几组仰卧起坐。现在的他和之前有了天壤之别，耻辱与狠劲儿在他身上得到了淋漓尽致的展现。

很多时候，促成一件事并不在于你的方法有多么先进、高效，而在于对待这件事的毅力和恒心有多大。如果你天生就是好逸恶劳之辈，即使我给你制订了一个一月能瘦 15 千克的计划，你也未必能坚持。相反，如果真的有心去完成一件事，即使你的方法不那么高明，你也会尽力去完成，即使最终结果不那么圆满，你也能安然视之。

狠，这个词往往会给人一种强硬的感觉，让人不自觉地想到了狼性。

不过，有时候适当地对自己狠一点儿，其实是一种对自己负责的表现。在这个竞争激烈的社会，我们遵循的依旧是那条不变的丛林生存法则：优胜劣汰，适者生存。

如果你寄希望于不劳而获，终有一天会被他人迎头赶上，那么等待你的将只有悔恨。

在减肥的问题上，男人就该对自己狠一点儿，狠是一种坚持，是一种不屈服的态度，是一种迎难而上的霸气。

主观的减肥更易成功

减肥时，我们常常会有惰性，总是太过看重自己娇贵的身体，不愿意受“皮肉之苦”，运动量稍微大一点儿就叫苦连天；完全不愿节制自己的饮食，不愿让自己挨饿，或者想着走捷径，通过其他一些不需要受罪的方式去减肥，但结果总是半途而废。其实，减肥就应该受点苦，受苦是为了苦尽甘来，饱尝到减肥的不易，你才能感受“破茧”后的满足感，才会更珍视成功减肥后的身材。

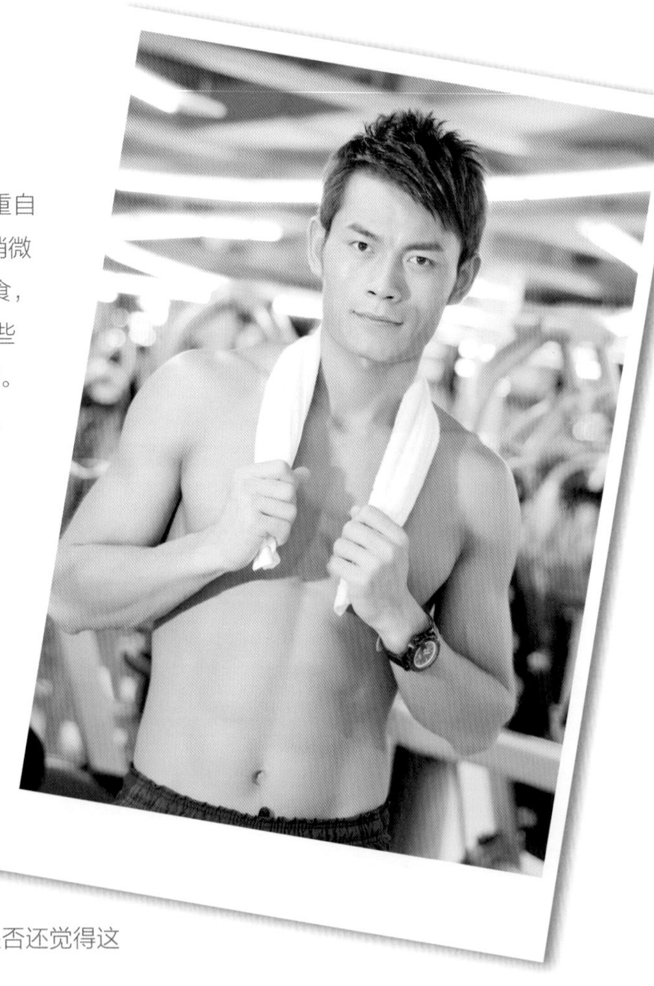

狠与不狠其实很主观，当你有心做一件事的时候，你就会想方设法地去达成这件事，即使再苦再狠你也会觉得稀松平常，不会有任何怨言。相反，如果在进行一件事时，一开始你就对它万分恐惧，那么，在面对它的时时刻刻，你都会倍感压力，这简直就是对你的一种煎熬。

想一想，减肥之前人人蔑视你的臃肿体态，减肥后美女们对你的身材的赞赏和垂涎，你是否会对这样的反差无动于衷呢，你是否还觉得这种狠是不值得的呢?

要永远记住，现在对自己狠，是为了以后众人对你的艳羡和温柔。勾践卧薪尝胆才终成春秋霸业，凤凰涅槃之前也得经过一番的浴火洗礼。

张传奇

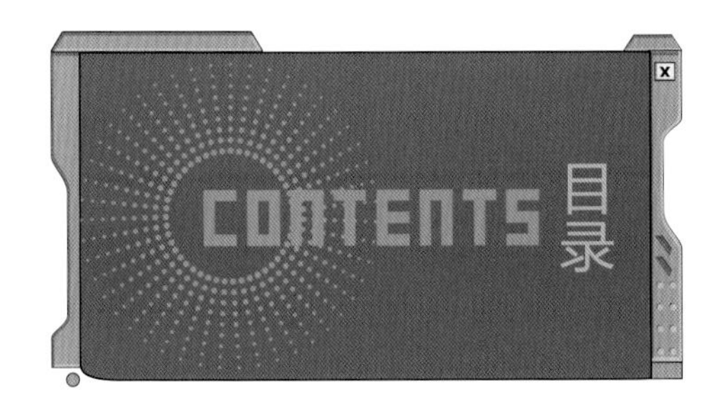

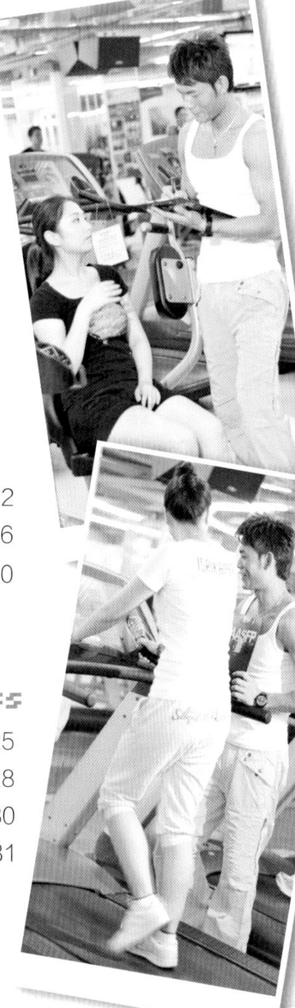

PART 01 新减肥运动，刷新你的减肥观
The New Idea about Fat Loss

PART 02 热身+有氧，健康减肥缺一不可
Warming-up and Aerobic Exercises for Fat Loss

PART 03 瘦肩7招，打磨出肩膀的挺拔与担当
Seven Effective Training to Shape the Shoulders

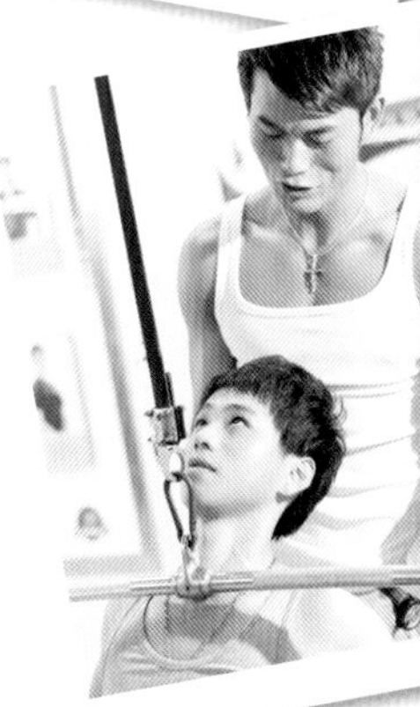

PART 04 塑背5项，磨炼出背脊的傲骨和伟岸
Five Effective Training to Shape the Back

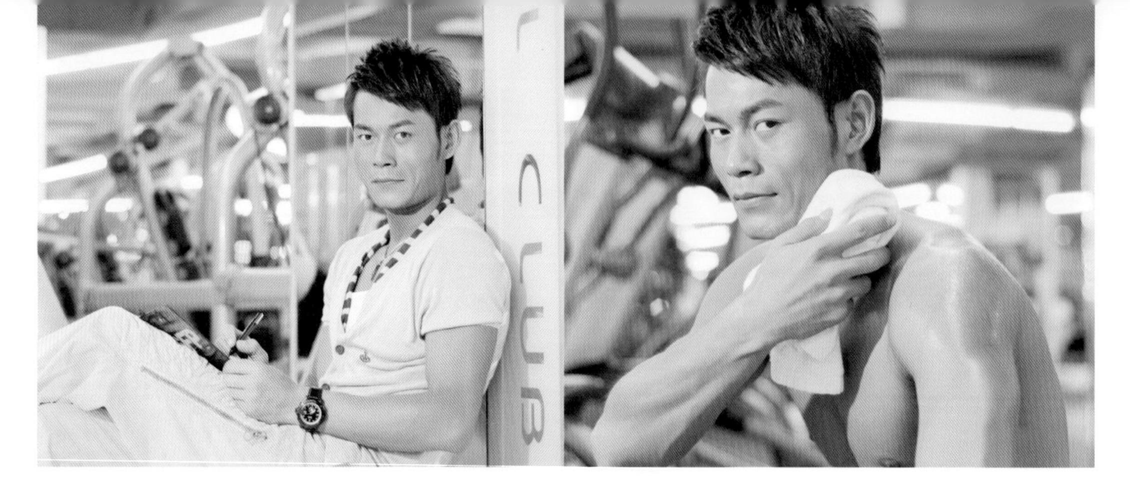

PART 05 塑胸6招，打造出胸膛的古铜“铠甲”

Six Effective Training to Shape the Chest

PART 06 瘦臂11招，重拾骄傲的钢铁手臂

Eleven Effective Training to Shape the Arms

PART 07 消腹11招，让“王”字永远印刻腰间

Eleven Effective Training to Shape the Abdomen

PART 08 健腰5式，耐心浇灌诱人的“男色腰肌”

Five Effective Training to Shape the Waist

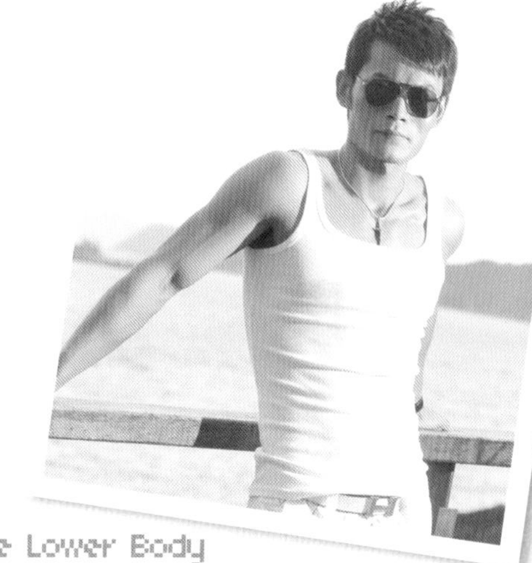

PART 09 下身消脂10式，尽情挥洒速度与激情

Ten Effective Training for Fat Loss of the Lower Body

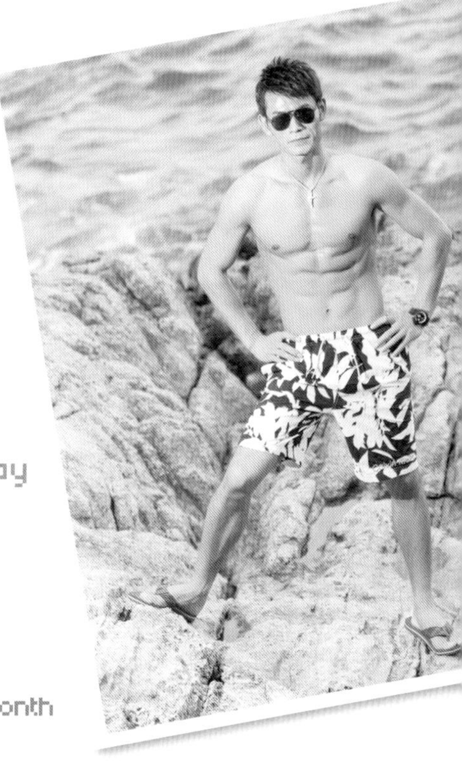

PART 10 享“瘦”生活，从今天起

Enjoying "Thinning" Life from Today

附录：明星应急瘦身秘笈——月度减肥计划

Appendix: Stars' Tips to A Quick Fat Loss During One Month

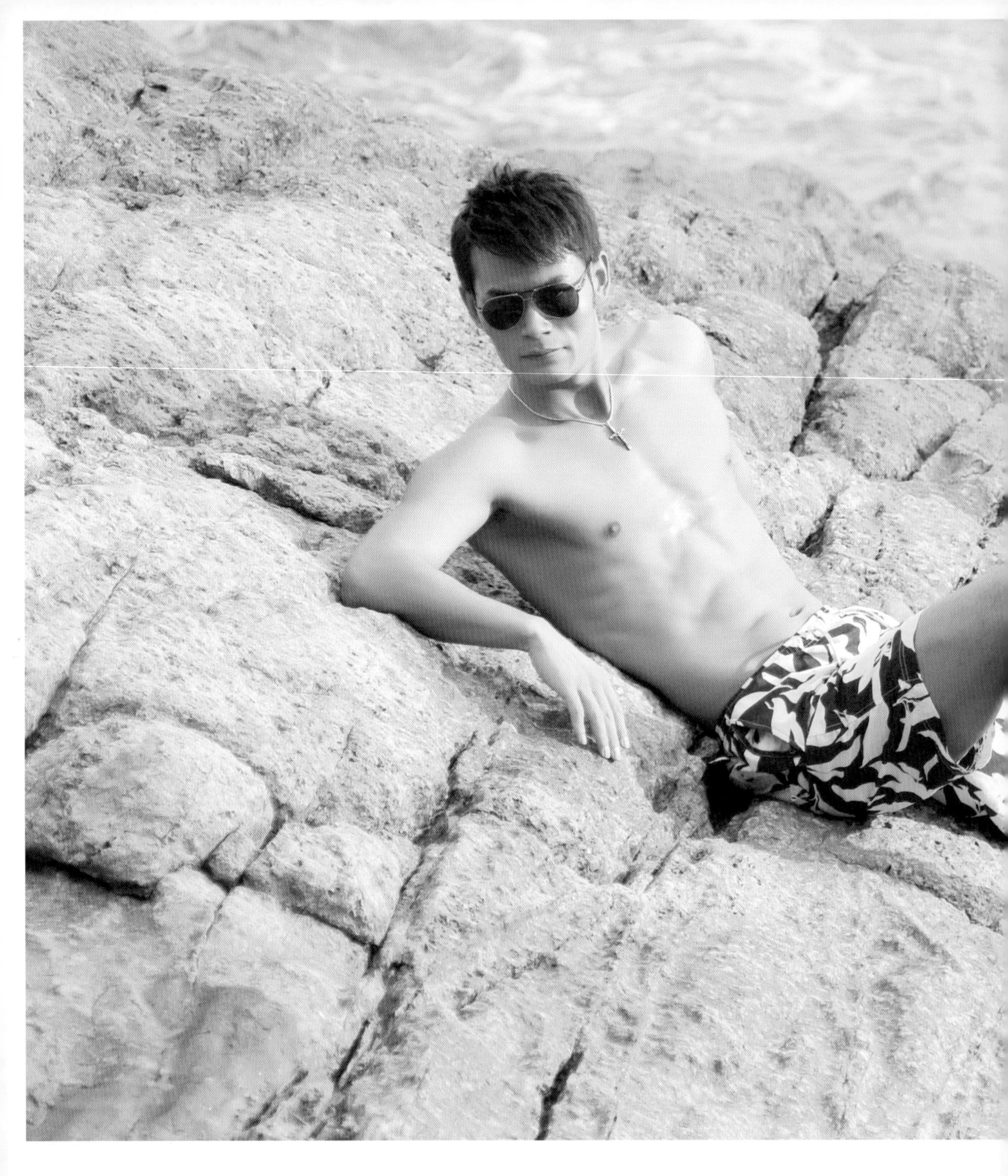

The New Idea about Fat Loss

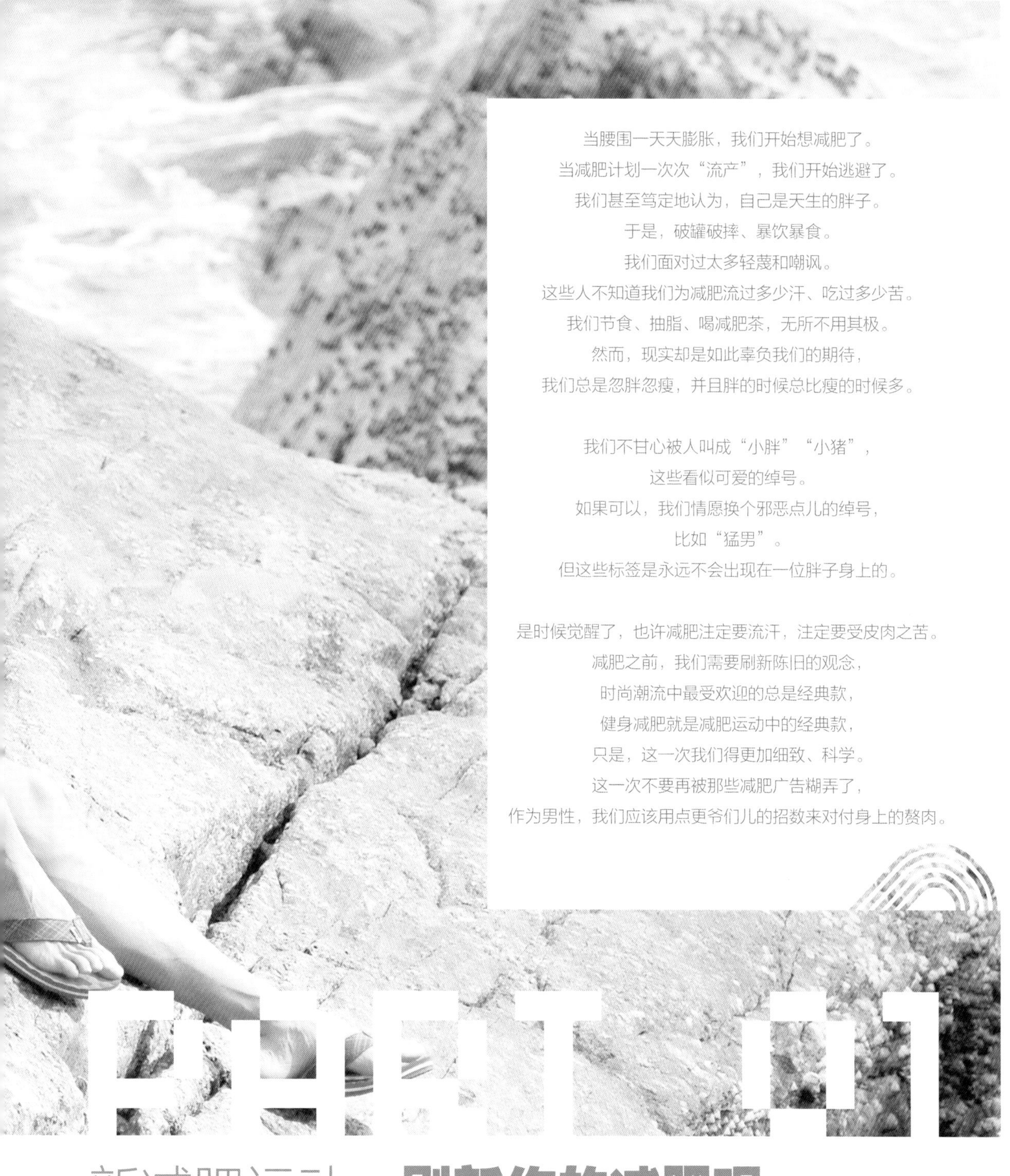

当腰围一天天膨胀，我们开始想减肥了。
当减肥计划一次次“流产”，我们开始逃避了。
我们甚至笃定地认为，自己是天生的胖子。
于是，破罐破摔、暴饮暴食。
我们面对过太多轻蔑和嘲讽。
这些人不知道我们为减肥流过多少汗、吃过多少苦。
我们节食、抽脂、喝减肥茶，无所不用其极。
然而，现实却是如此辜负我们的期待，
我们总是忽胖忽瘦，并且胖的时候总比瘦的时候多。

我们不甘心被人叫成“小胖”“小猪”，
这些看似可爱的绰号。
如果可以，我们情愿换个邪恶点儿的绰号，
比如“猛男”。
但这些标签是永远不会出现在一位胖子身上的。

是时候觉醒了，也许减肥注定要流汗，注定要受皮肉之苦。
减肥之前，我们需要刷新陈旧的观念，
时尚潮流中最受欢迎的总是经典款，
健身减肥就是减肥运动中的经典款，
只是，这一次我们得更加细致、科学。
这一次不要再被那些减肥广告糊弄了，
作为男性，我们应该用点更爷们儿的招数来对付身上的赘肉。

PART 01

新减肥运动，**刷新你的减肥观**

明星也会长胖，明星也得减肥

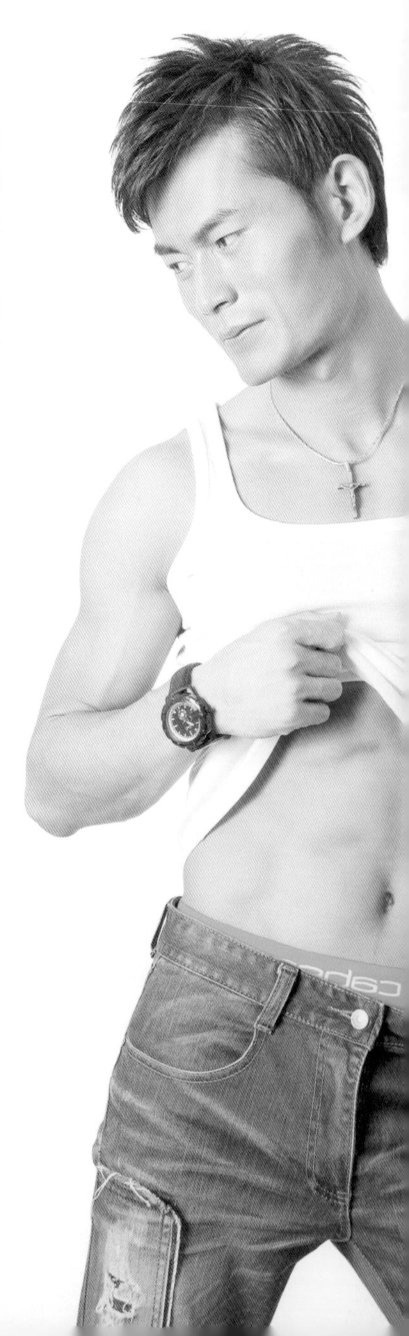

作为常和明星往来的私人教练兼模特，我常会见到很多明星为减肥、瘦身而苦恼，原因并非外表光鲜的明星身材不好，而是因为大家生存在俊男美女扎堆的娱乐圈里，如果不使劲把自己的身材弄得出类拔萃，就很难在这个圈子里站稳脚跟。加之明星不规律的生活以及工作节奏，也容易造成新陈代谢紊乱，引起肥胖问题。

其实，明星是很被动的人群，他们需要迁就粉丝、迁就导演，最后就只能难为自己了。为了更好地诠释人物，演员需要从形象上往剧中人物贴合，这就会出现演员增肥或者减肥的情况。古天乐在拍摄《窃听风云》时，为了贴近剧中人物，短时间增肥十几千克，然后又在短时间内减去脂肪，瘦了下来。这种不健康的减肥方式不仅对身体有很大的伤害，而且特别容易反弹。娱乐圈中，明星减肥的不在少数，很多都是当红巨星，即便如此，他们为了以更好的形象展现在观众面前，也会积极减肥，维持完美身形。事实证明，付出总有回报，明星们通过健康减肥，保持型男身材的同时，也让自己赢得了更多的赞誉。

周杰伦：完美的人是无法容忍身上有一丝的赘肉

周杰伦到底有多红，从他接过的广告数量就可以一窥究竟；周杰伦到底多有才，从他娴熟地随手把玩各种乐器、即兴编曲，从他“秘密”地与桂纶镁上演钢琴四手联弹，从他对着观众大玩扑克牌，从他拉着一帮好友变身 Mr.Jay 帅气调侃，你就知道他是绝对的才华横溢、无与伦比。他的生命不只是音乐而已，还有太多的可能。

不过，即便如此完美的“周董”，也同样有面对大众的烦恼。周杰伦的好莱坞处女秀《青峰侠》，不仅让他过了把打戏瘾，还让他在好莱坞的优越生活下渐渐发福了。当久未露面的周董再次出现在公众面前时，观众惊讶地发现他变胖了。尽管面对媒体时，他仍旧可以谈笑风生，甚至随意调侃自己的身材：“好莱坞的演员待遇太好了，把自己养胖了。”但是，那只是一种自我解嘲，喜欢玩酷耍帅、苛求完美的周董绝不会允许身上有丝毫赘肉。之后每次周董出席活动时，我们都可以明显地感觉到帅气的周董又回来了，身材变得越来越好了。只有杰伦自己清楚，自己默默在台下做了多少个俯卧撑、挥洒了多少汗水，才能换回自己在台前的风光。

罗志祥：青蛙变王子，小猪变帅哥

众所周知，罗志祥有个可爱的绰号：小猪。不过，很多人可能不知道这个绰号背后有一段相当励志的故事：罗志祥在高中时期非常胖，于是，班上的同学就给他取了这个有点儿嘲讽的绰号。

尽管身体很胖，但是那时的罗志祥却不以为意，也没想过要减肥。真正改变他的观念、让他坚定减肥信念是源于一次求爱被拒的经历。高中时，罗志祥曾经喜欢过一个班上的女生，于是，他壮着胆子向那位女生表白，没想到却遭到了对方的严词拒绝，理由居然是嫌他太胖，这个打击对罗志祥来说真的是太大了。

经过这次打击后，罗志祥开始意识到肥胖对自己生活的影响，也正是这件事让他坚定了减肥信念。之后，他就踏上了艰苦的减肥之路。每天，罗志祥都会抽出一段时间在家附近的海边游泳，在饮食上也开始有所节制。正是凭借着自身坚持不懈的努力，罗志祥终于把身上的赘肉减掉了。成功减肥后的罗志祥就像脱胎换骨一般，周围的朋友惊讶地发现，瘦瘦的罗志祥原来这么帅气，曾经的小猪变成了大帅哥。

正是那一次的成功减肥，让罗志祥发现了不一样的自己，让他敢去想一些曾经不敢去想的事情，我想其中应该也包括踏入演艺圈这件事。

踏入演艺圈后的罗志祥，身材变得越来越好，曾经的小猪早已成了“亚洲舞王”，只是，“小猪”这个曾经给他带来耻辱的绰号，罗志祥却一直都在沿用。也许这是为了时刻警醒自己，让自己不再变成小猪。

温特沃斯·米勒：成功减肥迎来事业第二春

温特沃斯 · 米勒凭借着自己在《越狱》中的精彩表现，在全世界积攒了超高人气。不过，当人们期待着帅气的米帅能够给观众带去惊喜的时候，大家却慢慢发现从《越狱》第三季开始，米帅发福了，不仅下巴长出了赘肉，而且腹部也高高隆起了，有了些老男人的沧桑感。拍完《越狱》后，米勒似乎也没怎么重视自己腰腹间的赘肉，出现在新闻中的他照样满腹赘肉。

作为一位演员，你除了要演技出众，还要有帅气的长相，这样才能将挑剔的观众一网打尽，如果你以为一朝成功就能一劳永逸，那就大错特错了。一旦你失去了出众外貌和身型后，你的粉丝就不会追随你了，接演的电影数量也会锐减，演艺圈的生存法则有时比自然界更残酷。温特沃斯也同样逃不开这个定律，早在《斯巴达克斯》第二季换主角的时候，导演就相中了温特沃斯，准备邀他出演第二季的男主角，但是由于当时的米帅身型太臃肿了，与角色要求的肌肉猛男的形象相差太大。导演虽然爱才，但是也不得不考虑影片效果以及收视率，最后不得不改换另一位演员出演该剧的男主角。

也许是这一次的失利让米帅意识到肥胖给自己事业造成的影响，米帅开始减肥了。经过秘密瘦身训练后，大家再次看到米帅是在《生化危机Ⅳ：来生》的发布会上，此时的米帅以电影主演阵容之一的身份亮相。大家惊喜地发现那个眼神深邃、犀利，相貌英俊的米帅又回来了。观众又能一如从前地喜欢这位大帅哥了。

莱昂纳多·迪卡普里奥：
从boy到man，先要跨过肥胖

十几年前，一部《泰坦尼克号》让我们记住了那个眼神忧郁、相貌英俊的奶油小生：莱昂纳多 · 迪卡普里奥；十几年后，《盗梦空间》又让我们发现迪卡普里奥其实有很多面，演技更精湛了，唯一不变的是他依旧帅气，岁月只是在他的脸庞上恰到好处地抹了点胡茬儿，男人味更加浑然天成。

莱昂纳多在《盗梦空间》中的扮相非常帅气，尽显一股成熟男人的气度，虽然面部肌肤不及年轻时的光滑细嫩，但还是一样紧实，没有丝毫的赘肉，让人看着觉得精神，甚至会有崇敬之感。

不过，很少有人知道，为了让自己的形象显得睿智、精明、沉稳，更加贴合盗梦者形象，莱昂纳多也受了不少皮肉之苦。在《盗梦空间》开拍之前，导演对莱昂纳多的长相和身材都不是太满意，并希望他能尽力减肥，让形象更加贴合剧中人物。于是为了达到导演的要求，也为了更加契合剧中人物，莱昂纳多开始拼命减肥，经过一段时间的健身训练，以及在饮食上的节制，莱昂纳多终于减掉了身上的赘肉和双下巴。

减肥成功后的莱昂纳多没有让导演和观众失望，完美诠释了一位盗梦者形象，也在全世界掀起了一股“盗梦”热潮。瘦身成功后的莱昂纳多不仅赢得了观众的赞誉，同时也迎来了事业的高峰期，2011 年，凭借《禁闭岛》、《盗梦空间》等几部影片入账 7500 万美元，高居 2010 ~ 2011 年度好莱坞电影男明星年收入榜榜首。

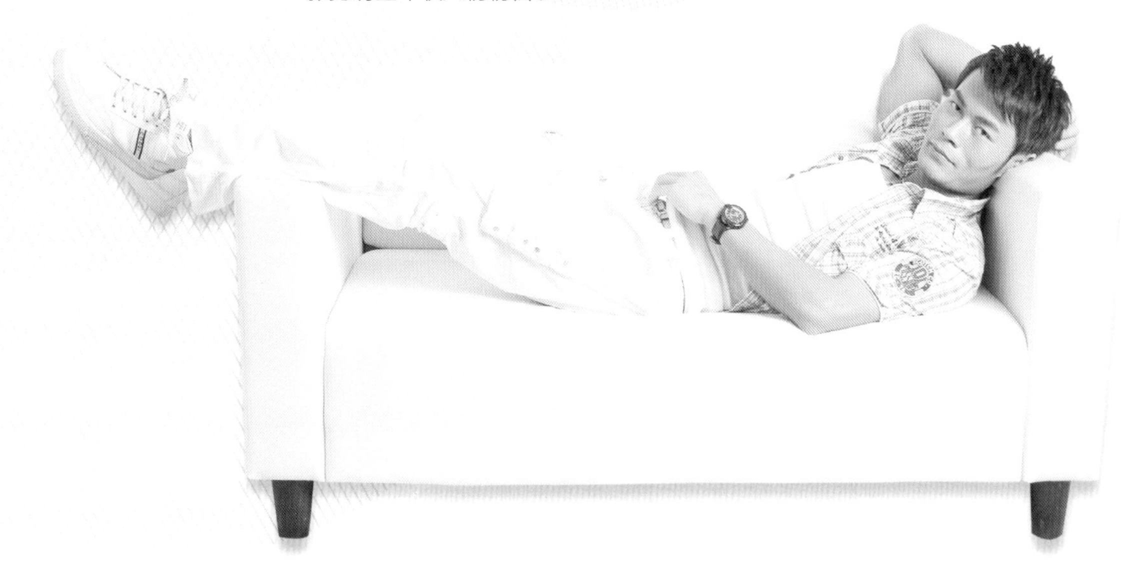

觉醒吧，减肥就得飙汗

眼下，越来越多的人加入减肥的阵营，这也让许多商家嗅到了减肥市场的商机，大家各自为阵，炫耀着自己生产的减肥产品的神奇功效。减肥者也乐意充当商家的“小白鼠”，乐此不疲地在自己身上试验着各种减肥产品。不过，这些号称具有强大减肥功效的产品在让商家赚得钵满盆溢的同时，并没有给减肥者带来任何实质性的帮助，反而让减肥者一次次伤心。

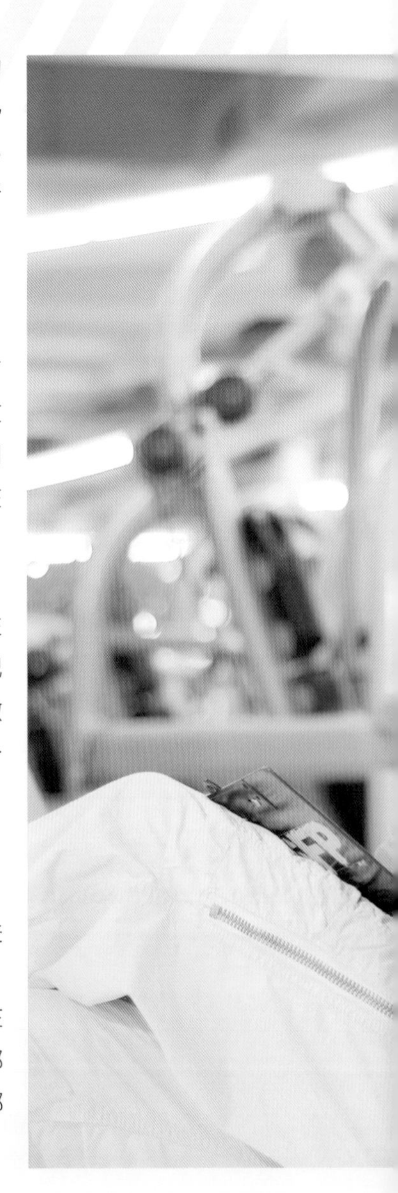

西布曲明，减肥茶还有多少陷阱

西布曲明，曾经是多种减肥茶的重要成分，它是一种神经抑制剂，具有让人兴奋和抑食的作用。当然，如果仅仅是这样的效果，放入减肥茶中通过抑制食欲达到减肥的目的也无可厚非。但是，西布曲明还存在严重的安全问题，欧盟人用医药产品委员会查出，长期服用西布曲明会增加中风和患心脏病的概率。我们减肥是为了让自己变得健康，而不是让我们与健康渐行渐远，试问带有这种危害成分的减肥茶我们敢喝吗？

另外，尽管不少减肥茶以减肥消脂为噱头，可是减肥茶的主要功能往往不是减肥，而是侧重在排毒养颜、消除便秘等方面，虽然能达到一定的减肥效果，但是很难在短期内改善肥胖人群的身材，较适合不爱运动、身材稍微丰腴的女白领。对于那些抱着迅速瘦身目的的男同胞们，减肥茶绝对不是个明智的选择。

抽脂减肥易反弹、不安全

当今进行抽脂手术的机构良莠不齐，很多缺乏正规的资格认证，因此进行吸脂手术有一定的危险性。

撇开昂贵的手术费不说，术后还有许多的注意事项，例如不能经常躺在床上，短期内不能吃海鲜，需要穿 3~6 个月的弹力衣。抽脂减肥只是局部减肥，很容易让你的身型看起来极不协调。如果这些都是你所能承受的，那再看看更严重的影响吧！

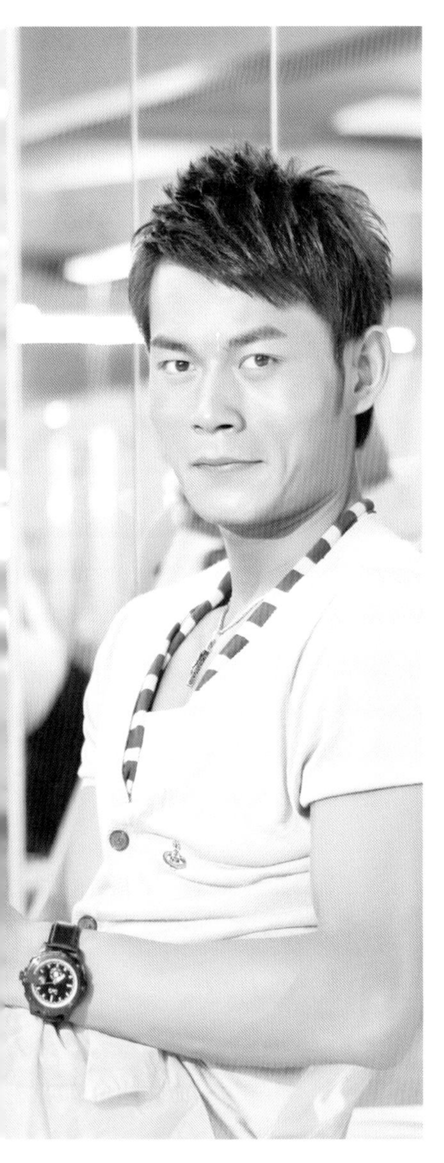

抽脂减肥并不是一劳永逸的，一旦你没有节制饮食，体重仍旧会反弹，而这个时候你的身体脂肪会慢慢纤维化，如果这之后你再想通过抽脂进行减肥，效果将会变得越来越差。最可怕的是，抽脂减肥并不安全，它可能会引起身体的许多并发症，如血肿、皮肤坏死、皮肤松弛下垂，还可能导致行走困难，以至脂肪栓塞、内脏穿孔、迷走神经性昏厥等问题。

借由手段和方法处理问题是为了更好地解决它，而不是让问题变得越来越复杂，如果抽脂减肥不但不能给我们带来任何好处，还尽给我们添堵、添乱，那我们为什么要选择这么愚蠢的方法呢？

节食减肥，你的身体受得了吗

节食，似乎是所有减肥者都尝试过的减肥手段，在这个提倡节能、环保、低碳的时代，似乎不吃不喝的确能够为社会做点贡献。但是，细想一下，节食对减肥到底有多大帮助呢？

节食多是通过少吃或者不吃食物来达到减轻体重的效果，但是我们往往没有弄清楚问题的主次方面。减肥是要通过减去脂肪达到降低体重的目的，而节食减肥则会让脂肪和蛋白质同时减少，体重虽然降低了，但是脂肪仍旧没有减去多少。更重要的是，节食减肥还会影响身体健康。节食减肥容易引起营养缺乏，导致人体体力、抵抗力下降，久而久之，就会患胃病等多种疾病。节食减肥还会导致身体基础代谢降低，让身体处于负营养状态，一旦有新的食物进行补充，身体会第一时间储存这些营养，体重就会很快反弹。除非你打算耗费一生去打场节食减肥持久战，否则最后的输家一定会是你。

另外，节食减肥往往是女生用得比较多，男性本来就在体能的要求上高于女生，女生可以不吃东西，然后以一副病怏怏的样子扮娇嫩；而男生如果一副三天没吃饭的样子，就会让人觉得你八成是得病了。

针灸减肥，只是一种辅助手段

现在，也有许多肥胖者倾向于用古老的中国针灸术去治疗肥胖，他们认为这样比较安全，又不用去做手术和进行辛苦的运动。

针灸减肥是通过刺激人的身体穴位，帮助改善人的代谢功能和内分泌系统，达到促进脂肪分解的目的。它是对身体进行的一种内部调养。

针灸的确可以帮助减肥，但这只是一种辅助的减肥手段，需要配合适当的运动和按摩，才能达到比较好的减肥效果。如果没有进行必要的运动，则不能充分发挥针灸的减肥功能。针灸减肥的适宜人群是 20~50 岁的肥胖者，而对于未成年及老年群体则因为体质上的问题而不太适用。此外，针灸也不是绝对安全的，针灸减肥有可能会出现针扎时偏离应扎穴位的情况，导致身体其他的代谢系统紊乱，影响健康。

其实，很多减肥方式要么达不到较好的消脂效果，要么是以危害身体健康为代价，都是得不偿失的。与其做一只小白鼠，整天诚惶诚恐地在身体上做着减肥试验，还不如回归到最简单、最传统的运动减肥大军中来，相信没有人会怀疑运动减肥的成效吧！

觉醒吧，男人减肥就得飙汗！

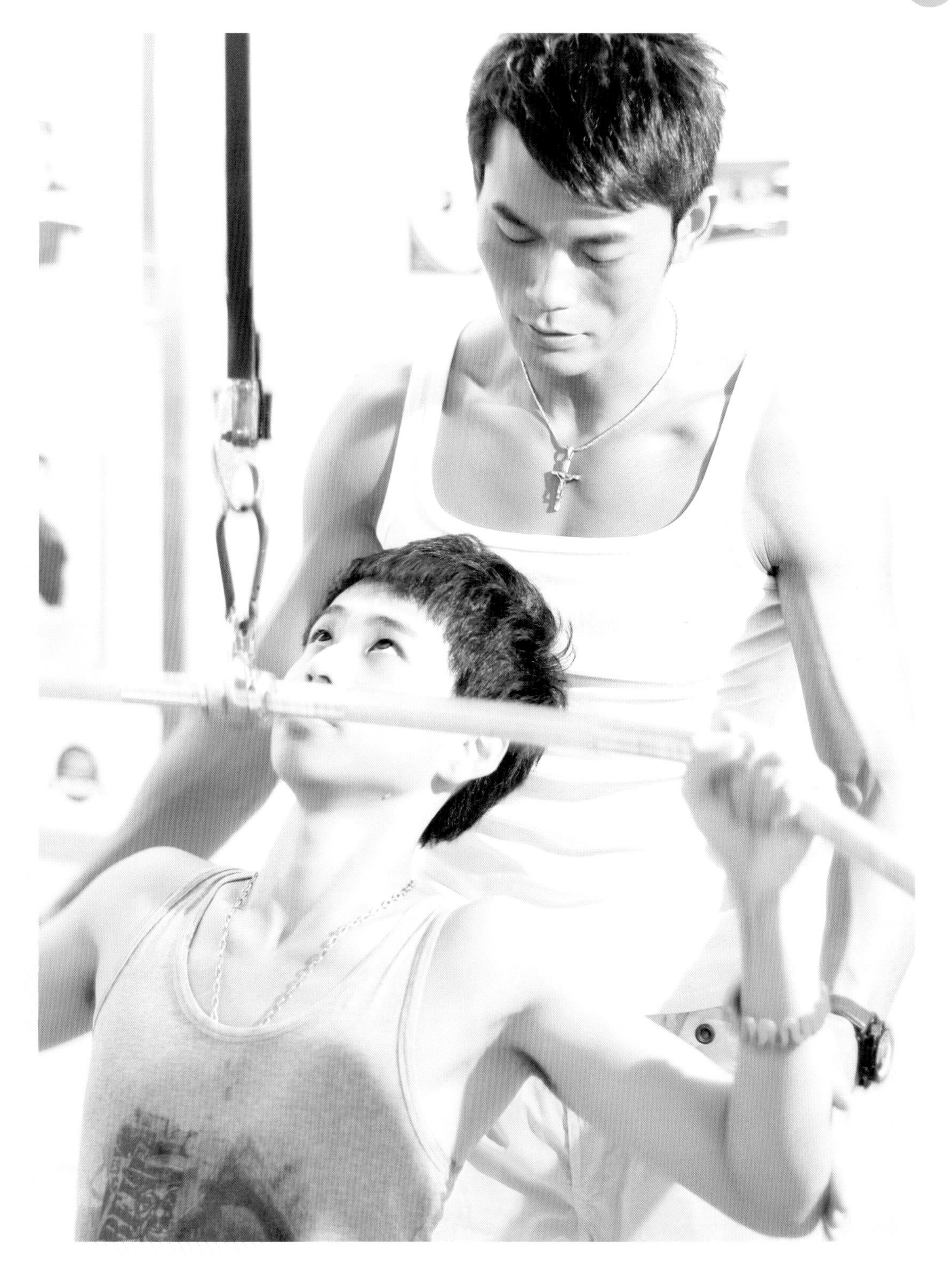

健康减肥新主张——力量、有氧、营养三效合一，减肥最快、最有效

真正健康有效的减肥方式是什么呢？回答这个问题的时候，也许你的脑际已经盘旋着许多的减肥手段了，节食、抽脂、针灸等，不一而足。但是，似乎想来想去都不觉得它们有多健康。而最健康的减肥方式是什么，我们似乎还没找到。其实，很多时候，我们容易将问题想复杂，解决问题的最佳方式，往往就是那个最简单却最不被我们看重的方法。运动减肥，如果对它进行改进，完全可以达到最快、最健康的减肥效果。那么，应该怎样做呢？很简单，有氧运动配以力量训练，再搭配上充足、均衡的营养就能让你的减肥又快又健康！

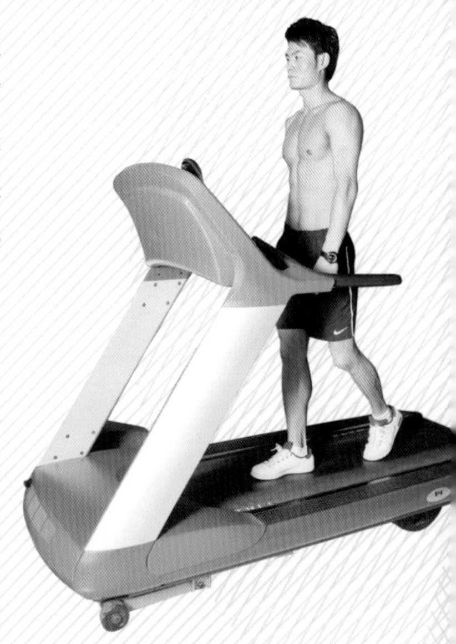

有氧运动，燃烧脂肪的撒手锏

有氧运动能够有效燃烧脂肪已经不是什么秘密了，很多人都指望通过有氧运动赶走肚子上的游泳圈。有氧运动之所以能够快速燃烧脂肪，是因为脂肪、糖类、蛋白质都是作为燃料参与到运动过程中的，有氧运动时就会吸入充足的氧气，促进脂肪的消耗。

有氧运动的特点是负荷量轻、有节奏感、时间长。运动时，将时间控制在 30~45 分钟比较适宜，如果时间超过 1 小时就会消耗大量的营养，完全是捡了芝麻，丢了西瓜，得不偿失。有氧运动种类很多，低强度运动、练习时呼吸有节律的运动都属于有氧运动，如慢跑、散步、有氧操、登山机练习都属于有氧运动。

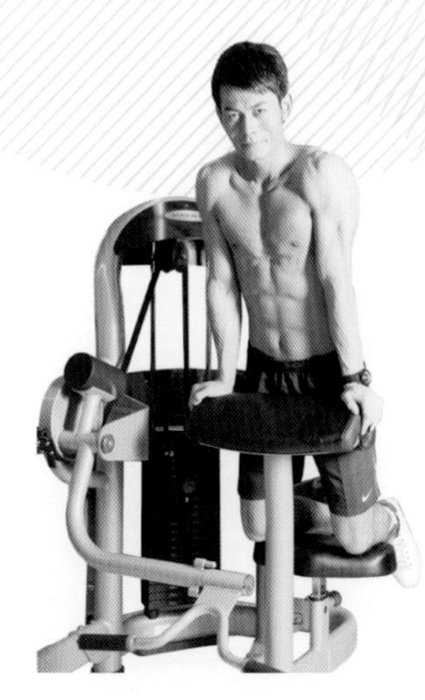

力量训练，燃烧脂肪不可不练

很多人都知道有氧运动能够帮助快速燃烧脂肪，却不知道力量训练也对减肥有很强的功效，真正有效的减肥方式是有氧运动和力量训练同时进行。力量训练通常是指那些强度大的器械训练，如杠铃深蹲、哑铃飞鸟等，它的主要作用是帮助增加肌肉总量，从而提高新陈代谢率，这就意味着你在休息时也能更快地消耗能量，防止脂肪的堆积。因此，在减肥时应该兼顾有氧运

动和力量训练，这样才能达到一劳永逸的效果。此外，力量训练应该在有氧训练之前进行，这样才能保持最佳状态、以充沛的体能进行有氧运动；如果顺序颠倒，你就可能在有氧运动时耗费大量的糖原，导致你没有充足的体力去进行力量训练，不利于减肥。

训练前后，搭配必需的营养

很多减肥者都有一个不好的习惯，因为急于求成，常常空腹或者在身体饥饿的状态下减肥，在训练后也只是稍微吃点儿食物，认为这样能够快速减肥。其实，这样做是很伤身体的，而且很难达到理想的消脂效果。人在饥饿状态下健身，不但浑身无力，达不到良好的运动状态，还会引起低血糖，出现头昏脑涨的情况。

正确的减肥方式应该是，健身后不但要吃东西，而且要吃那些营养价值高的食物，如富含蛋白质的牛肉、富含维生素和矿物质的水果，前者可以有效增肌，后者可以补充能量，脂肪含量又低。

其实，减肥并不见得是件难事，关键在于你是否有心、是否找对了方法。有氧运动和力量训练齐头并进，美食照吃不误，这样坚持下去，你会既快又健康地拥有型男身材。

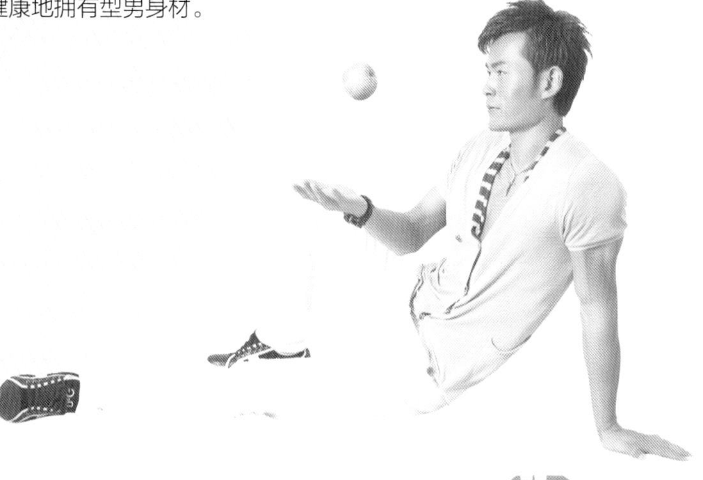

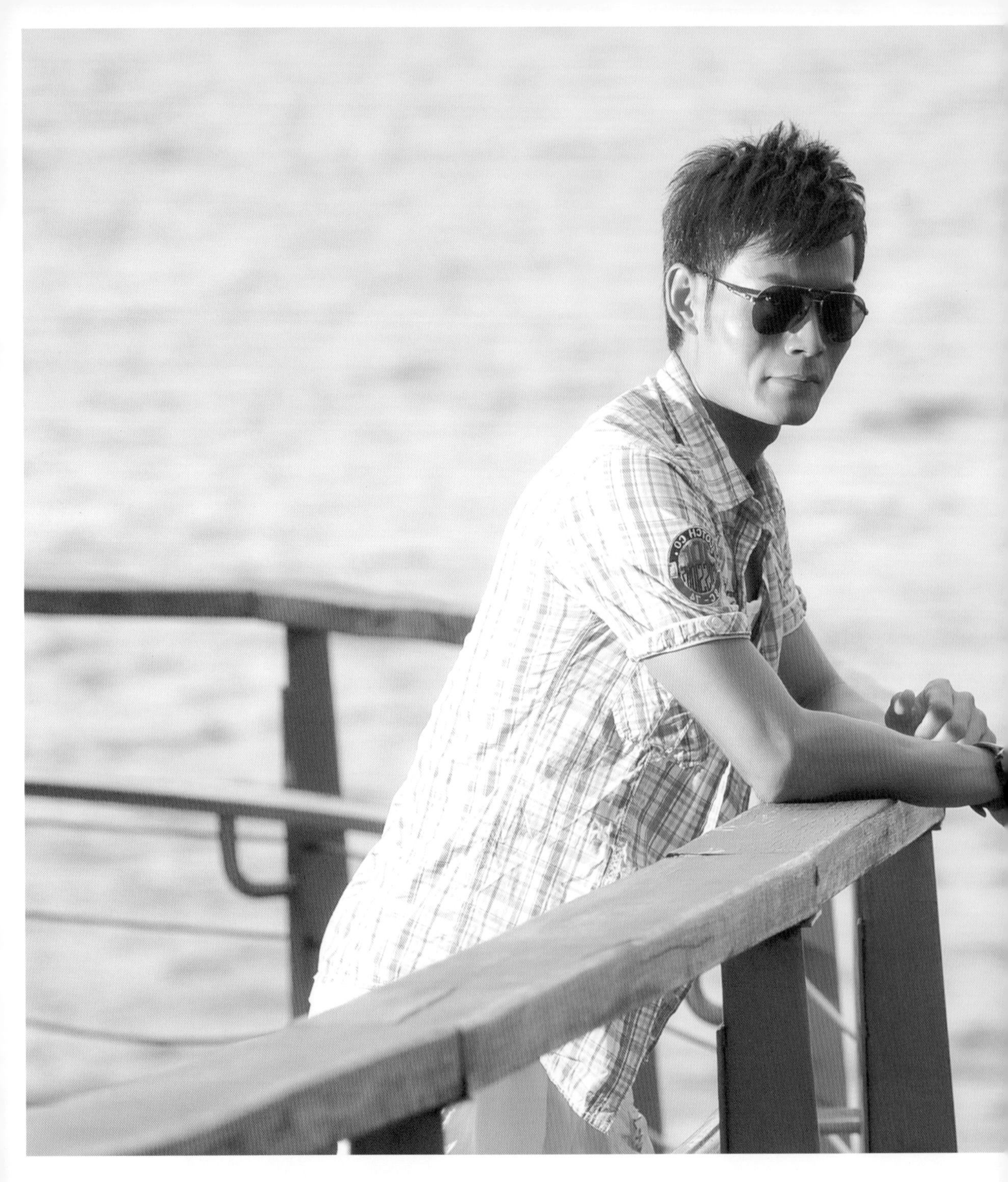

Warming-up and Aerobic Exercises for Fat Loss

健身之前为什么要热身，健身过程中又为什么要做有氧运动？
原因只有一个，健身本就是个细致入微的活儿，
需要细心经营，马虎不得。

很多人一看到肌肉猛男，就会联想到一个词：头脑简单。
其实，这只是门外汉的偏见，
完美的肌肉和线条一定是智慧和汗水的凝结。
健身，需要严谨的态度、正确的方法。

所谓“工欲善其事，必先利其器”，
热身就是激活我们身体的磨刀石，不可不练。
否则，你就是在用“钝刀”在健身房“披荆斩棘”，
结果只能是费力不讨好。

有氧运动则是将运动中的“电动引擎”换成“汽油引擎”，
让我们可以在减肥之路上纵横驰骋，更早地到达目的地。

热身+有氧运动，才能最大限度地激发我们身体的潜能，
让我们在减肥的道路上勇往直前，战无不胜。

热身+有氧，**健康减肥缺一不可**

颈部侧伸展

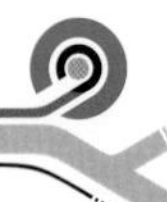

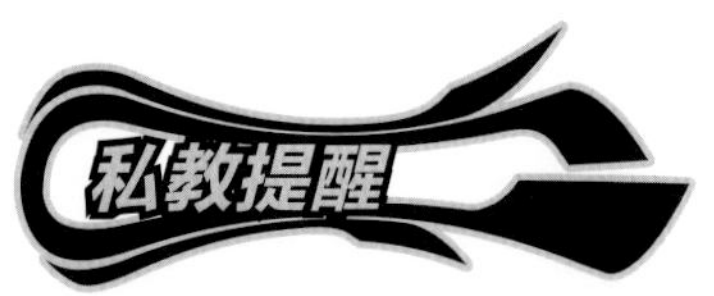

1. 在进行侧转时，颈部应尽量避免偏转，这样有利于有效舒展颈部。

2. 在进行颈部舒展时，可以试着闭上眼睛感受颈部肌肉的张紧和颈椎的舒展。

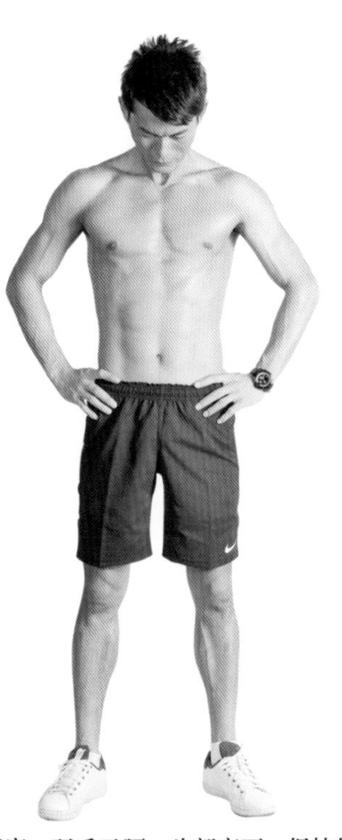

功效导航

● 颈部热身训练，充分舒展颈部肌肉、韧带和颈椎，避免颈椎在大负荷的体能训练中被拉伤。

● 自检身体：通过这些颈部伸展可以检查自己的颈椎是否健康，颈部有无拉伤，以提醒自己适当保护颈椎，避免不当运动伤及颈椎。

站姿，两腿分立，与肩同宽，双手叉腰，头部弯下，保持舒服的拉伸姿势10~15秒钟；再分别将头部向左、右、后三个方位拉伸，拉伸时间均为10~15秒钟。

型男课堂——拉伸前后，必练拉伸动作

热身就像减肥前的开胃菜。开胃菜能够激活我们的味蕾，撩拨我们的饮食欲望，促进体内的胃酸分泌，让我们尽情地享受美食、吸收营养。热身则能活络我们的身体，加速血液循环，让身体以饱满的热情投入到运动中去，获得更好的锻炼效果。

运动后的身体就像是射完箭矢后的弓弩，弓弩用完后需要给它上油、滴蜡，这样才会常用常新、百发百中。我们身体这张弓也同样需要“上油”、“滴蜡”。运动后，我们要慢慢放松身体，做一些放松动作，让身体在从激烈运动到静止状态时有个缓冲期，避免身体肌肉得不到安抚，导致肌肉长时间处于张紧状态，影响血液循环和身体健康。

上图动作及以下动作是我们运动时常会用到的热身及放松动作，运动前后进行身体舒展练习，对有效减肥、身体健康大有裨益。

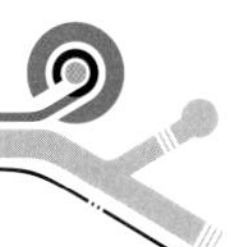

双手颈后伸展

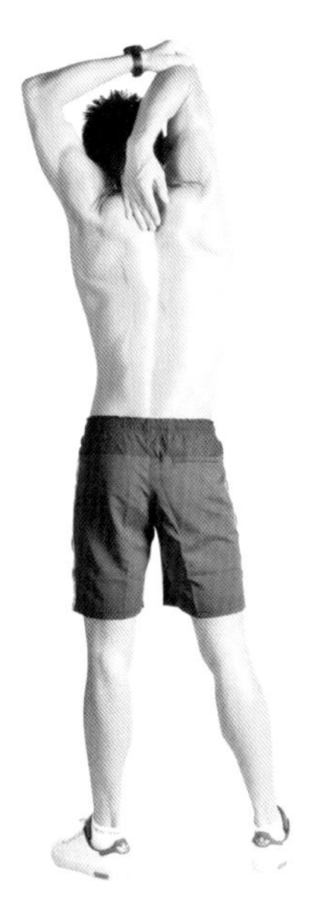

01 双腿跨立，略宽于肩，双臂屈肘置于颈后。用左手扶住右手肘，然后慢慢向左下方侧拉，此时你会感觉到右臂后侧肱三头肌在收紧，保持这种姿势5~15秒钟，然后放松。

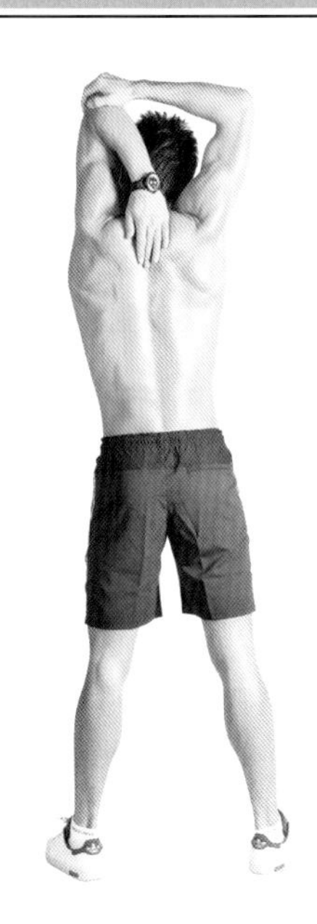

02 接着，换右手扶住左手肘，慢慢向右下方侧拉，保持舒服的拉伸感10~15秒钟，然后放松。

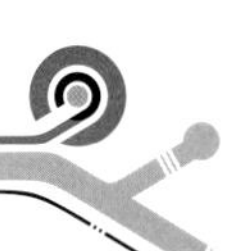

双手后提拉

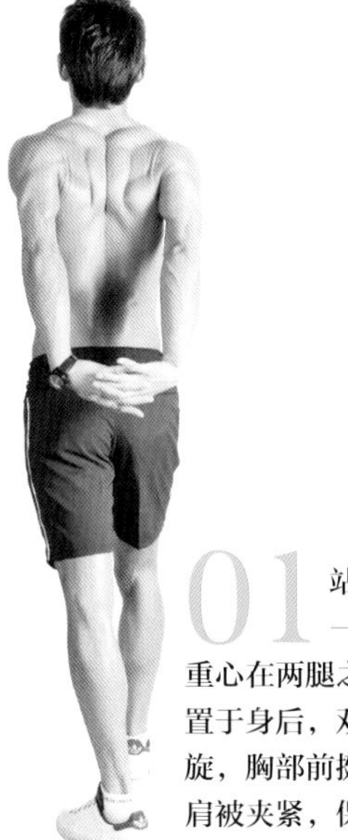

01 站姿，双腿一前一后，重心在两腿之间，双臂置于身后，双手交叉内旋，胸部前挺，感受两肩被夹紧，保持这种姿势10~15秒钟。

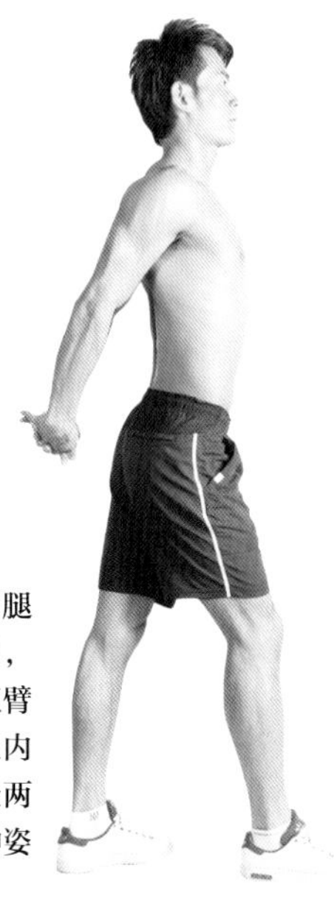

02 双手内旋后不要松开，放松5秒钟后，将双手内旋改为双手向上提拉，尽量上提，保持双肩及胸部充分拉伸5~15秒钟，然后放松。

功效导航

● 放松双肩，让双肩更加舒展，避免在做一些臂屈伸等肩部练习时拉伤肩部肌肉。

● 有效扩展胸部，使胸部肌肉更加放松，避免飞鸟练习时拉伤胸部。

反掌前推

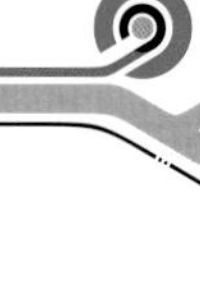

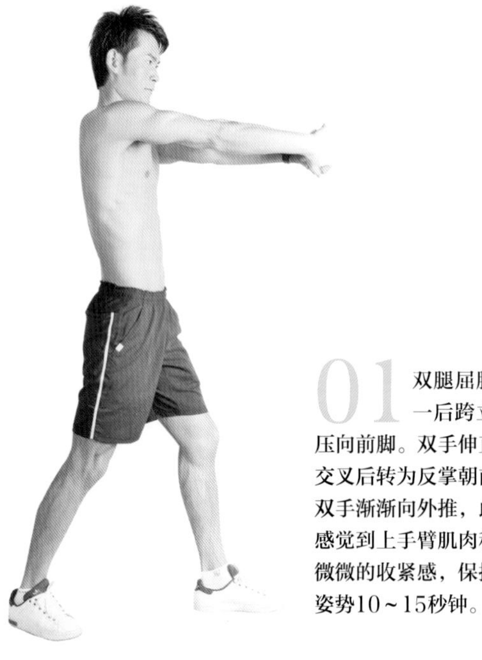

私教提醒

双手合十反掌外推时，可能手指得不到完全的伸展，所以就需要通过单手推掌来舒展。需要注意的是，双手推掌和单手推掌在功效上还是有细微差别的，所以不能偏废。

01 双腿屈膝，一前一后跨立，重心压向前脚。双手伸直，十指交叉后转为反掌朝前，然后双手渐渐向外推，此时你会感觉到上手臂肌肉和手指有微微的收紧感，保持这样的姿势10～15秒钟。

功效导航

拉伸手指及前臂内侧，避免运动时伤及前臂韧带及手指关节，促进手臂和手指的血液循环。

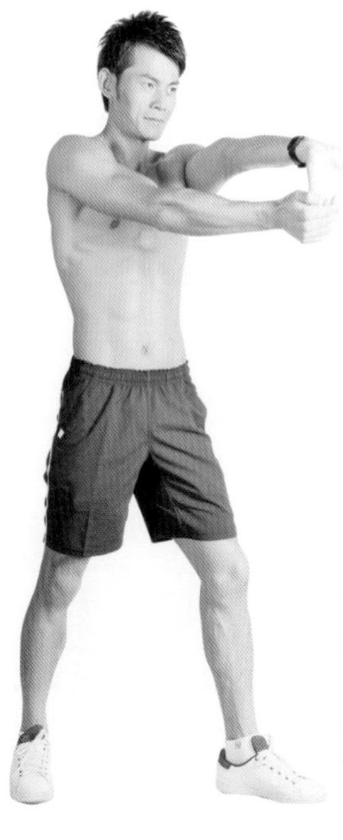

02 接着，左手伸直，指尖朝下，用右手握住左手指尖；然后左手向前推，同时右手向后拉左手，感受左手手指的拉伸，保持舒服的拉伸姿势10～15秒钟。

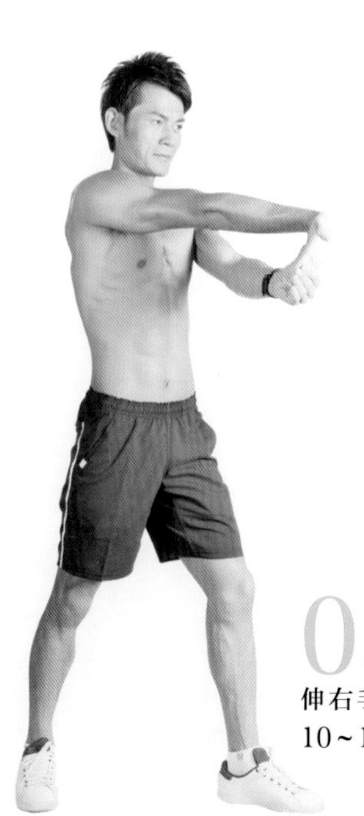

03 左、右手交换动作，继续拉伸右手，时间同样保持10～15秒钟。

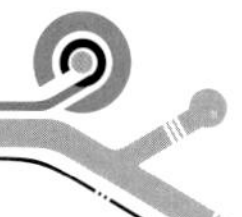

单臂侧伸展

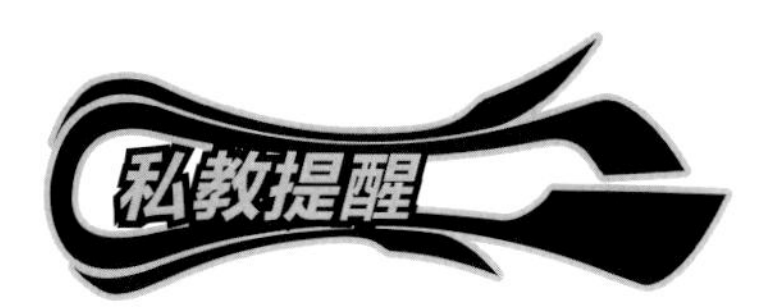

1. 运动时，一定要保证与伸直的手臂同侧的腿在前，以保持重心稳定和身体平衡。

2. 运动时要保持匀称、自然的呼吸。

功效导航

● 有效放松肩关节及髋关节，让身体在转体时更加灵活，避免肩关节及髋关节在力量训练中移位。

● 拉伸体侧和腰部肌肉，避免腰部肌肉在运动中受伤，同时能让体侧肌肉在伸展中变得紧致。

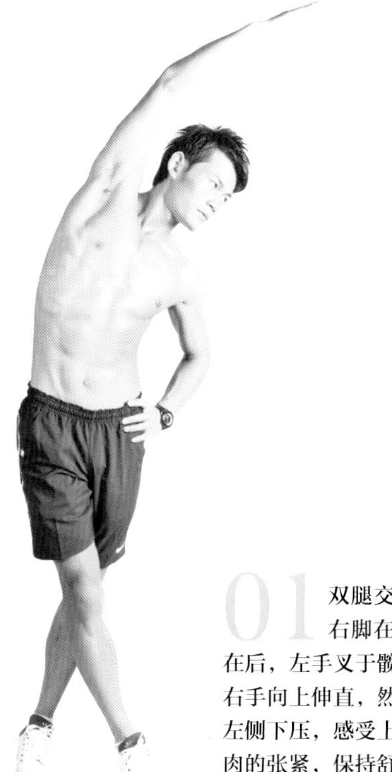

01 双腿交叉站立，右脚在前，左脚在后，左手叉于髋部，同时右手向上伸直，然后上身向左侧下压，感受上身右侧肌肉的张紧，保持舒服的拉伸姿势10~15秒钟。

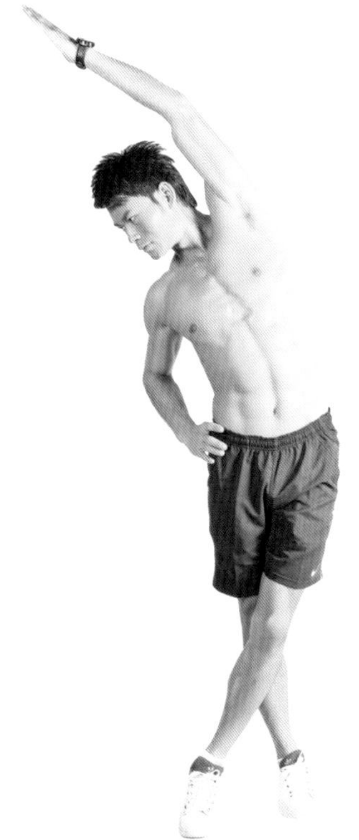

02 双手、双腿交换位置，左腿在前，右腿在后，右手叉于髋部，同时左手向上伸直后向右侧下压，带动身体向右侧下压，体侧保持舒服的拉伸感10~15秒钟。

弓身下压

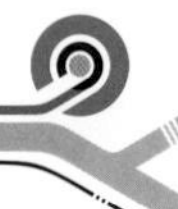

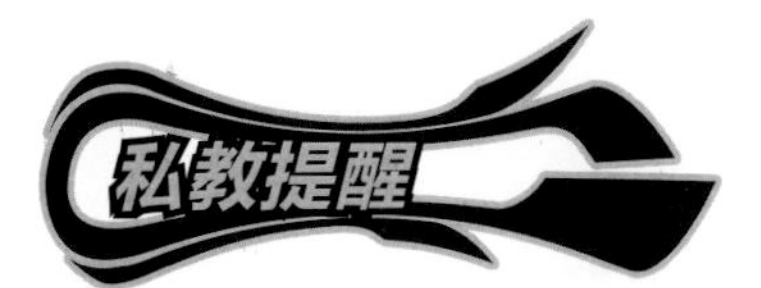

1. 上身下压时，双腿要微屈，不能过分伸直，否则反而不利于双腿肌肉的舒展。

2. 下压的程度应根据自身条件决定，绝对不能强求，身体条件好的练习者可以试着手掌着地，更好者则可以试着站在高处往下压，以保证最佳的运动效果。

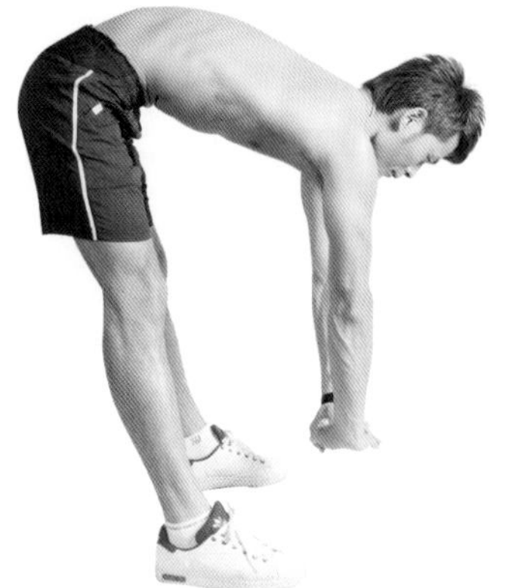

双腿微屈跨立，略宽于肩，双手反掌合十放在身前，然后慢慢向地面垂直下压，直至感觉到大小腿后侧微微张紧，保持这样的感觉5~15秒钟。

功效导航

放松双腿后侧肌肉和后腰，舒展腰椎，同时拉伸大腿和膝关节后侧韧带，帮助顺利进行腰腹训练和腿部训练。

上身体转

私教提醒

因为身体偏转会带来一定的离心力，双腿分立时需将重心落于前脚，以维持身体的平衡和稳定。

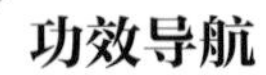

功效导航

放松腰腹部肌肉及髋部，使腰腹、髋部更加灵活，避免腰腹肌肉在力量训练中受伤。

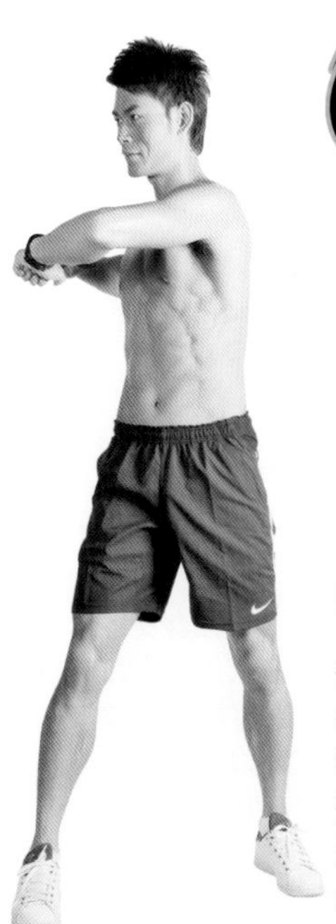

01 双腿一前一后分立，帮助支撑身体、保持平衡，双手屈肘抬起至于胸前。双手慢慢右转，同时带动腰腹转向右侧，直至腰腹肌肉微微收紧，保持这个姿势5秒钟，然后放松，同时吸气。

02 同上，双手慢慢往左侧偏转，同时带动上身转向左侧，直至腰腹肌肉微微收紧，然后放松，同时吸气。至此为一个连贯动作，接着再重复该动作2~3次。

髋部前推

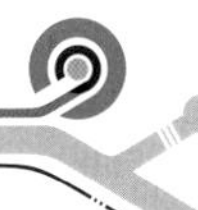

功效导航

● 拉伸腹部肌肉，紧致腰腹，改善腰椎不适，舒缓腰椎疲劳。

● 舒展髋部和腰椎，避免腰部肌肉和腰椎在运动中受到损伤。

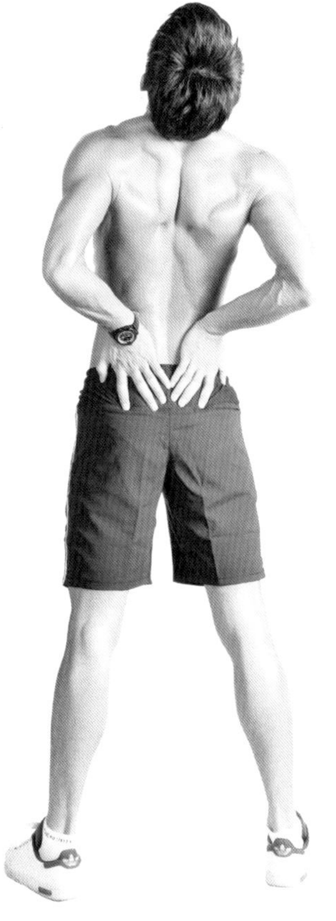

双腿分立，略宽于肩，双手撑在后腰上。上身后仰，双手用力撑住后腰往前推，保持舒服的伸展姿势10~15秒钟。过程中保持自然呼吸。

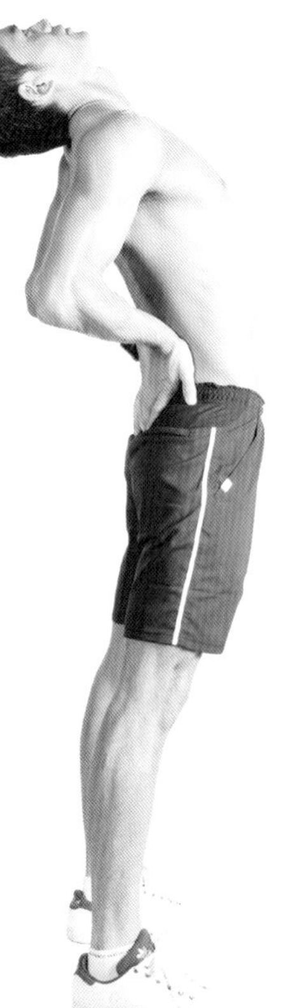

（侧面图）

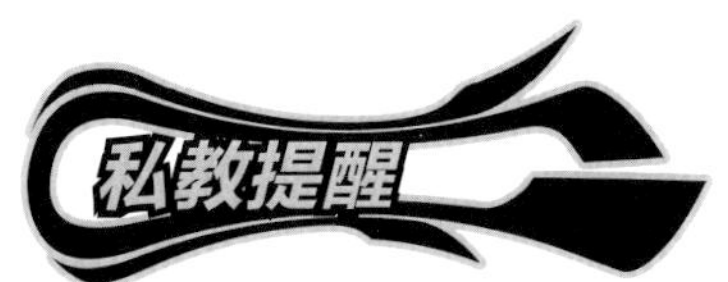

在双手推挤后腰时，上身应保持舒服、自然的后仰姿势，同时双手又要尽量用力前推髋部，这样才能保证后腰达到最佳的舒展效果。

坐姿压髋

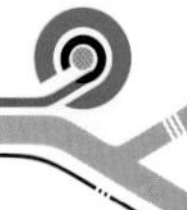

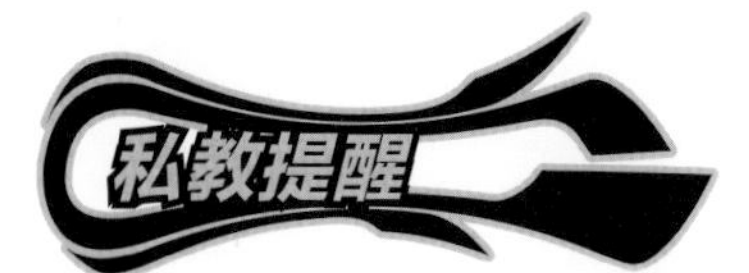

1. 上身下压时，双脚要始终贴合，这样才能充分拉伸髋部及大腿内侧肌肉。

2. 颈椎保持自然放松，不得收紧。

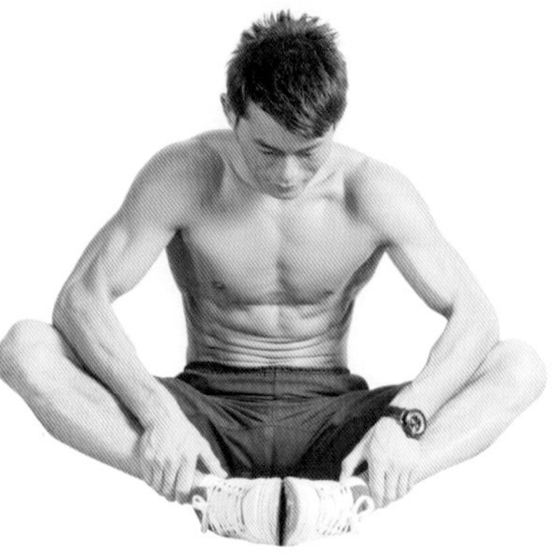

功效导航

放松髋部及大腿内侧肌肉，使髋部及大腿内侧肌肉在运动中能够更加灵活、松弛，避免在运动中受伤。

盘坐，双脚相对贴合，双手分别握住同侧小腿，上身慢慢下压，同时双臂用力下压双腿，保持舒服的下压姿势10~15秒钟。

蹲坐压腿

功效导航

拉伸大腿内侧肌肉，舒展髋部，促进髋部血液循环，让下肢更快地进入运动的状态。

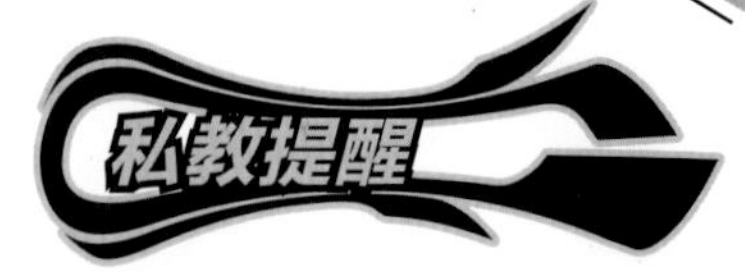

身体下压时应微微后仰，这能更大程度地拉伸大腿的内侧肌肉，使大腿的内侧肌肉得到有效舒展。

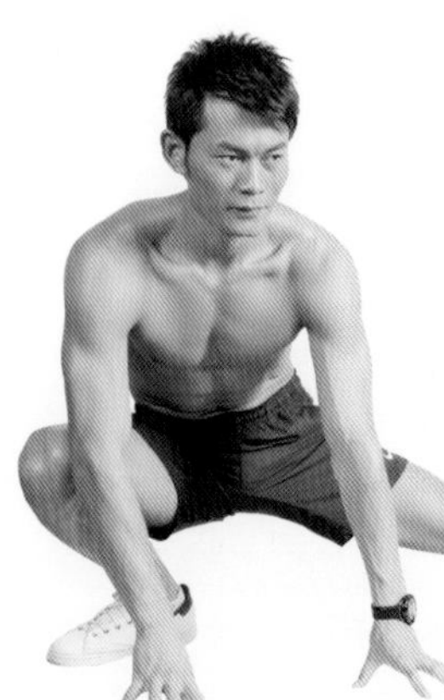

01 蹲坐，左腿伸直，右腿屈膝，双手支撑地面，身体前倾下压后改为向左侧下压，感受髋部及大腿两侧肌肉的绷紧，保持这样的姿势10~15秒钟。

02 改为右腿侧压，可以选择用右手扶着右膝，保持身体稳定，身体再往右侧用力下压，保持大腿内侧肌肉有舒服的拉伸感10~15秒钟。

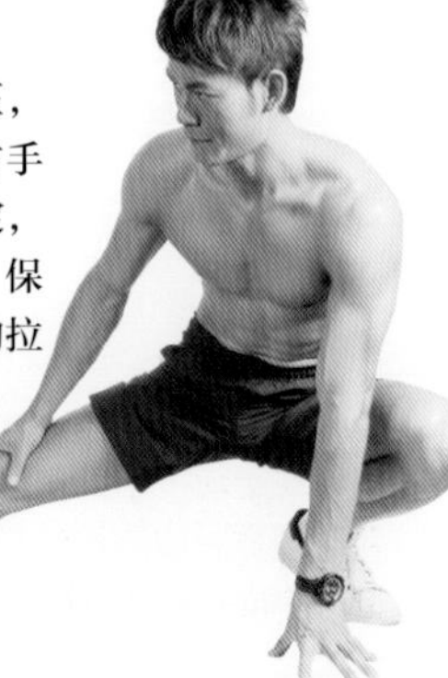

扶墙拉伸小腿肚

功效导航

拉伸小腿肚肌肉，避免小腿后侧在运动时被拉伤。

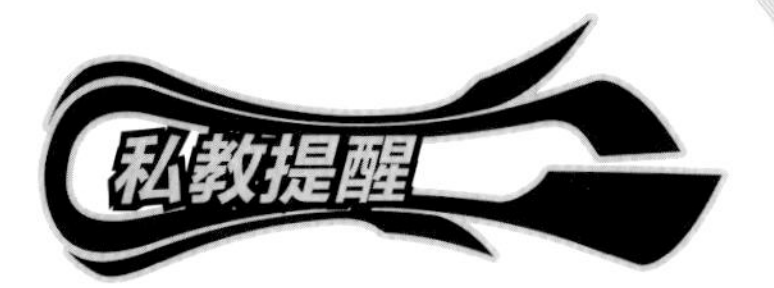

双腿分立时，伸直的后腿应尽量后移，以保证小腿肚得到很好的拉伸效果。

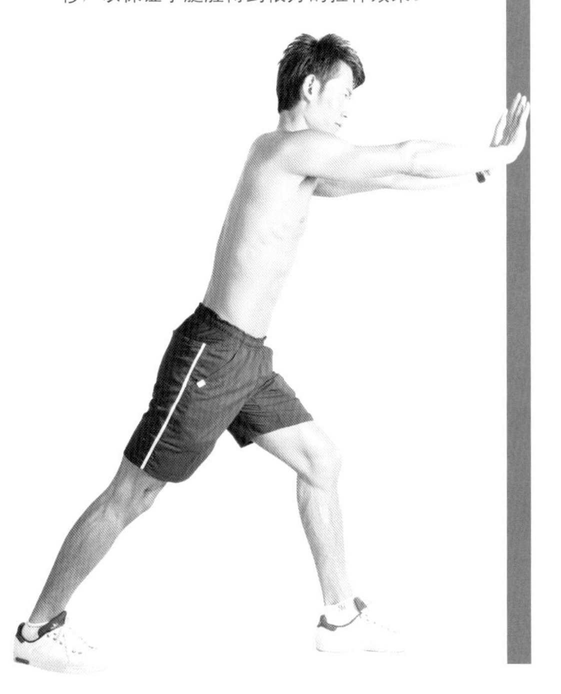

双腿一前一后分立，左腿屈膝，右腿伸直，双手伸直撑住墙面，同时身体慢慢前倾，感受右腿小腿肚在运动中绷紧，保持这种姿势 10~15 秒；交换双腿动作，改为拉伸左腿小腿肚，动作如上，保持舒服的拉伸姿势 10~15 秒。

站姿后提腿

功效导航

拉伸大腿前侧，使大腿在力量训练时能够快速进入状态。

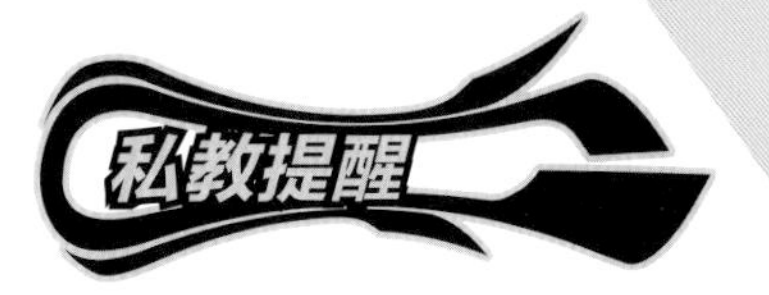

身旁若有支撑物，应尽量将空出的一只手扶靠在支撑物上，以保持身体的平衡和稳定。

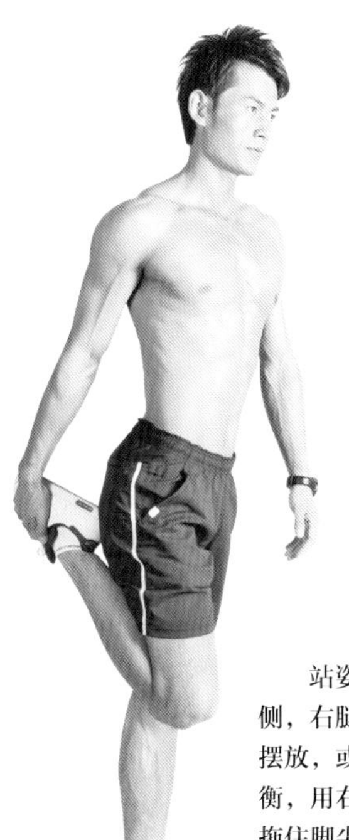

站姿，双手自然垂放于体侧，右腿屈膝后提，左手自然摆放，或是扶住椅背以支撑平衡，用右手扶住右脚背，尽量拖住脚尖向上提，保持舒服的拉伸姿势 10~15 秒。接着，以同样的方式拉伸左腿。

登山机运动

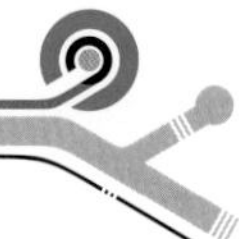

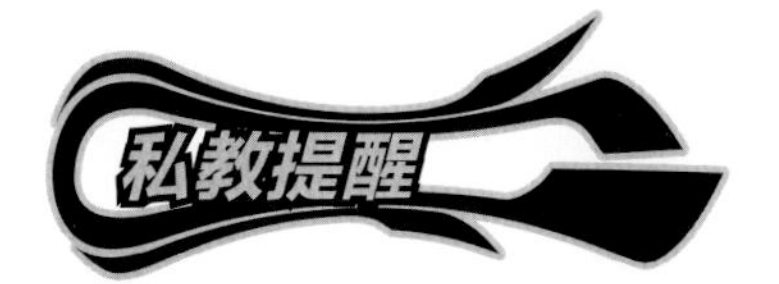

1. 进行登山机训练时，应该目视前方，头部应避免低垂下来，这样容易分神，而且会对颈椎造成压迫。

2. 作为一项有氧运动，登山机训练应放在力量训练之后，这样减肥更快速、有效。

功效导航

● 手臂和大腿都在运动中得到充分锻炼，有效地促进了脂肪的分解，并且对于体内毒素和废物的排出有很大帮助。

● 手臂和大腿在登山机上前后运动，能够提高身体的协调性，增强身体的柔韧性。

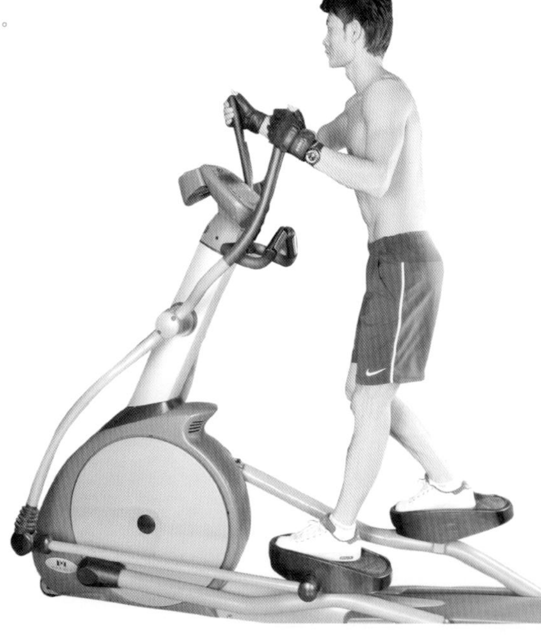

登山机作为一项有氧运动器械，是减肥时必备的运动器械之一。运动时需要双手、双脚协调配合，有节奏地进行运动。双手和双脚分别握住手把、踏住踏板，双手在前后摆动手把的同时，对应的双脚踏着踏板前后移动。

型男课堂——两大“黄金”有氧运动

一堆燃烧正旺的柴火，在氧气稀缺的环境下会燃烧得很慢，甚至可能熄灭。

相反，在纯氧的环境下，即使只剩点点火星的枯柴也能燃烧成熊熊大火，一发不可收拾。

脂肪就像我们身体中的柴火，在缺乏氧气的环境下，它难以充分燃烧。即使你拼命运动、给身体“打火”，也是收效甚微的，因为身体缺少的不是力量，而是氧气。

在有氧运动中，氧气充分参与到运动中，能够提高新陈代谢率，加速脂肪的燃烧，从而让身体更高效地消除脂肪。

登山机和跑步机是较为理想的有氧运动器械，也是减肥中不可或缺的器械，在运动中加入它们，会让你的减肥之路更加平坦。

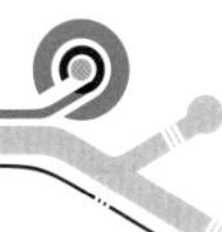

跑步机运动

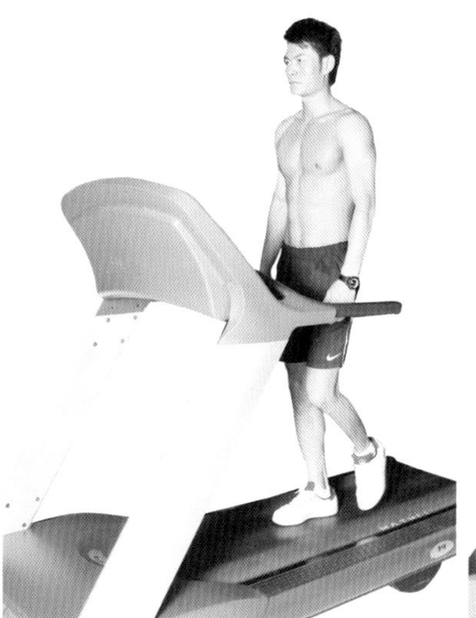

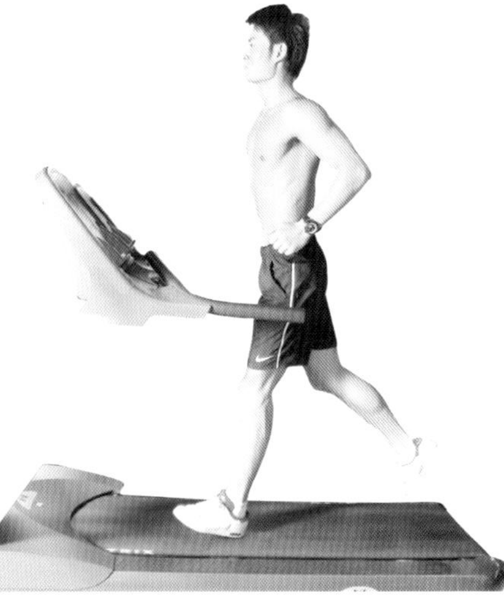

功效导航

跑步时，除了双腿，手臂也要通过前后摆动参与到运动中来，这就能够更有效地促进脂肪的燃烧，以便更快地获得身材上的改善。

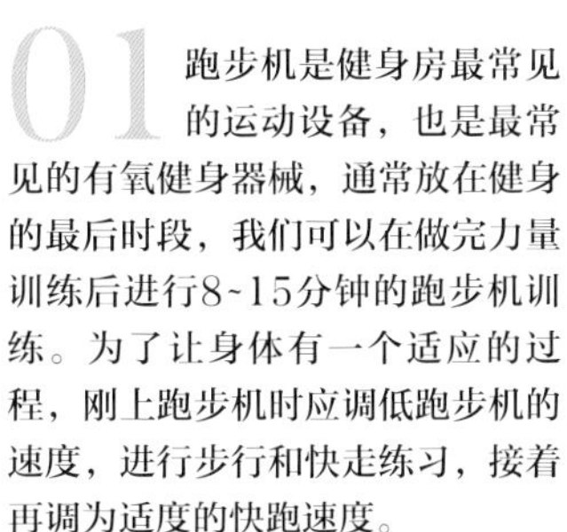

01 跑步机是健身房最常见的运动设备，也是最常见的有氧健身器械，通常放在健身的最后时段，我们可以在做完力量训练后进行8~15分钟的跑步机训练。为了让身体有一个适应的过程，刚上跑步机时应调低跑步机的速度，进行步行和快走练习，接着再调为适度的快跑速度。

02 在跑步机上跑步应与在地面上跑步保持同样的姿势：昂首挺胸，目视前方，双腿有节奏地跑动，带动双臂自然摆动。

错误示范

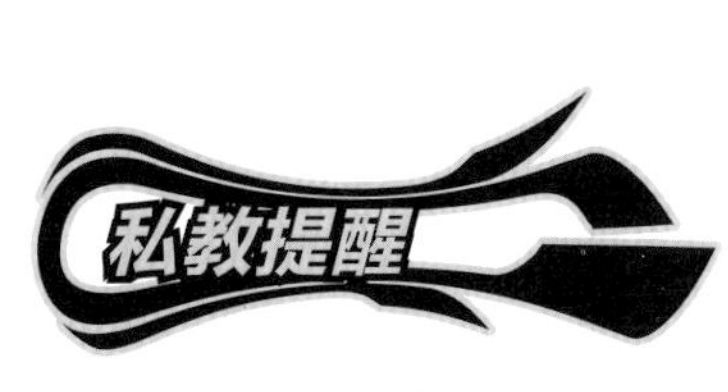

需要调节速度时，尽量不要在没有支撑物的情况下进行，这样容易导致身体不协调，或者双腿的不适应而摔伤自己。正确的方法应该是，双腿在跑动的同时，双手握住把手，然后跳上变速带两侧的踏板，再去调节速度，这样会更加安全。

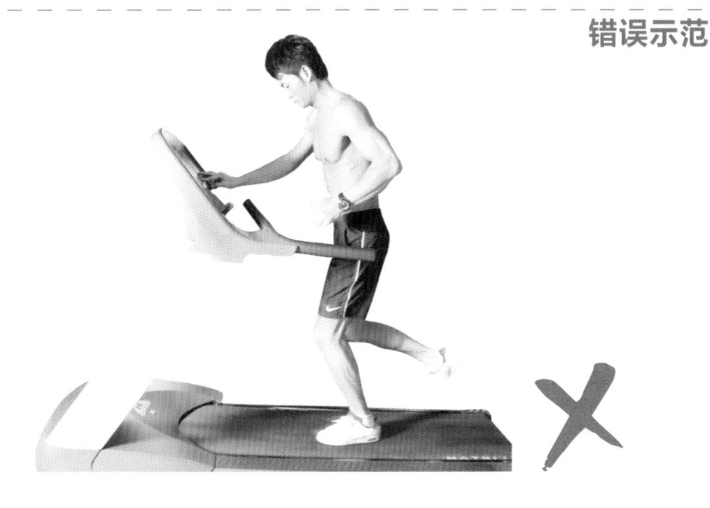

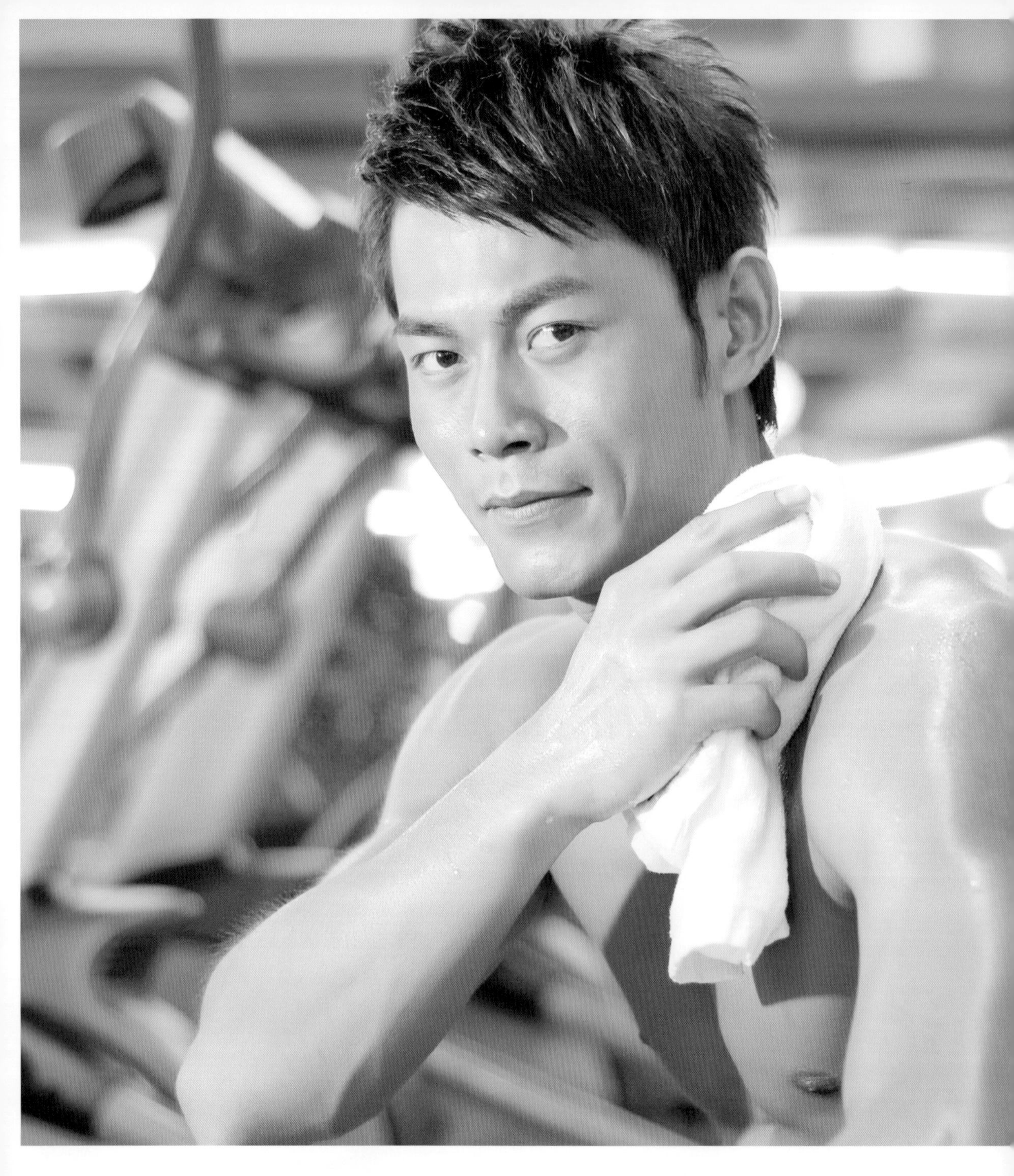

Seven Effective Training to Shape the Shoulders

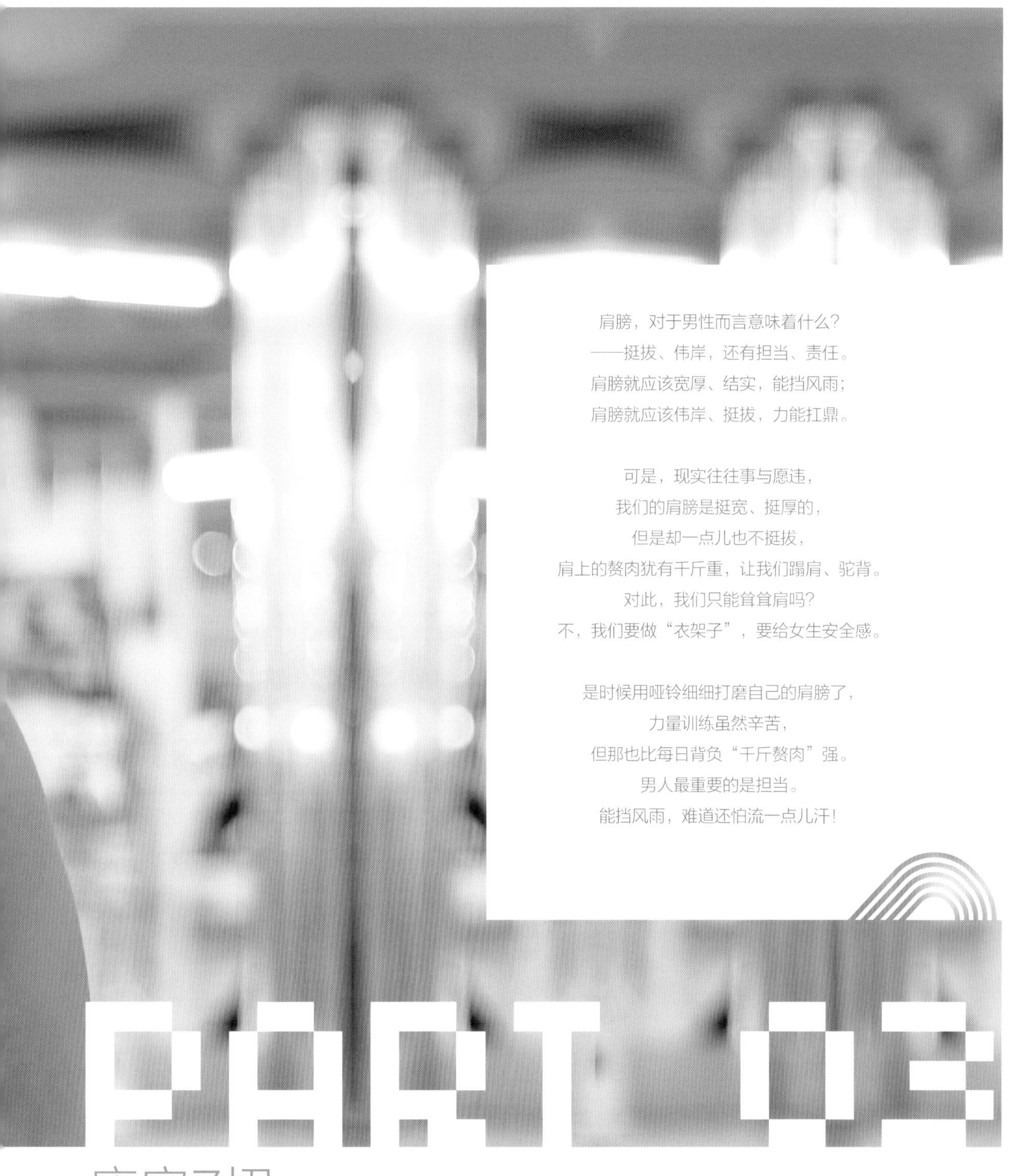

肩膀，对于男性而言意味着什么？
——挺拔、伟岸，还有担当、责任。
肩膀就应该宽厚、结实，能挡风雨；
肩膀就应该伟岸、挺拔，力能扛鼎。

可是，现实往往事与愿违，
我们的肩膀是挺宽、挺厚的，
但是却一点儿也不挺拔，
肩上的赘肉犹有千斤重，让我们踢肩、驼背。
对此，我们只能耸耸肩吗？
不，我们要做“衣架子”，要给女生安全感。

是时候用哑铃细细打磨自己的肩膀了，
力量训练虽然辛苦，
但那也比每日背负“千斤赘肉”强。
男人最重要的是担当。
能挡风雨，难道还怕流一点儿汗！

PART 03

瘦肩7招，
打磨出肩膀的挺拔与担当

挺拔的双肩——男子气概在升腾

古代文人走路时都会保持身姿的挺拔，这不仅是为了让人看起来仪表非凡，还是为了让人看到一种气度，一股精、气、神。诸葛孔明，除了用兵如神，也一定是位身姿挺拔的美男子，因为“气宇轩昂”的典故就源于他。

再看看 T 台上的那些模特，他们的基本功中最重要的一项就是肩背的挺拔。只有肩背挺拔了，才能保证在 T 台上走得平稳、走出气质，才能把时装的那份时尚感凸显出来。吴尊、阮经天、何润东、胡兵，他们中哪位不是气宇轩昂、仪表非凡？这份气度正是在 T 台上历练出来的。

相较于身体其他部位而言，肩部的脂肪含量是很少的。

不过，千万不要小视这些赘肉，它们非常容易泄露你的肥胖问题，让你看起来臃肿不堪。

最重要的是，赘肉还会加重肩膀的负担，让我们的肩膀不自觉地沉下来，这会严重影响我们身姿的挺拔。赘肉、塌肩绝对是我们行走在型男路上的绊脚石。

另外，赘肉长期在肩上积聚，还会对我们的脊椎和肩关节造成压迫，导致脊椎、肩关节老化、僵硬、变形。因此，肩部肥胖问题一定要引起胖先生们的高度重视，要用毅力将赘肉从我们的肩上赶走。

我们的肩部包含这些肌肉群：

肩部肌肉分布于肩关节周围，起于上肢带骨，跨越肩关节，止于肱骨。它是一块羽状肌，分前、中、后三束，起点分别是锁骨外侧、肩峰、肩胛骨的肩胛冈，止点为肱骨的三角肌粗隆。连接肩部的肌肉很多，主要有三角肌、冈下肌、大圆肌、小圆肌，统称为肩带肌。

锻炼出好的肩部肌肉，让你从今以后穿西装，再也不用担心肩部不够挺拔，也不会让你的另一半在靠着你的时候感觉不舒服，更不会再被她抱怨你不是她的“完美世界”。

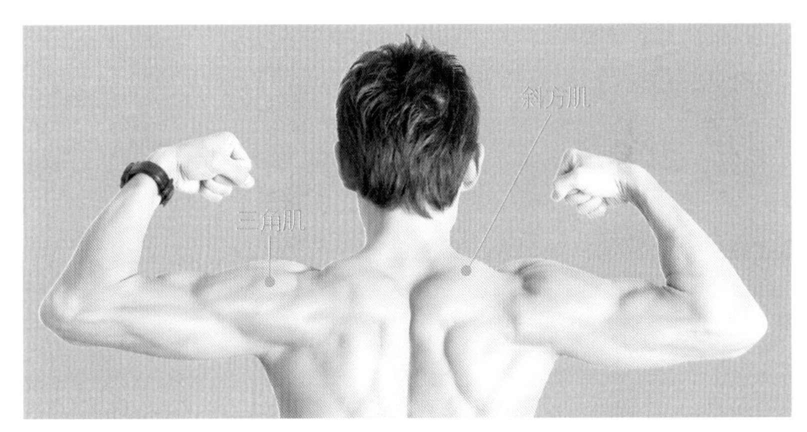

肩部自检

双肩是否平直，有无塌肩、驼背

现在很多人的行走姿势及坐姿都不规范，很容易出现塌肩、驼背的问题，这不仅影响美观，而且会压迫到颈椎。要知道颈椎上附着大量的神经，肩背不够平直和挺拔就容易压迫连接脑部的神经，引起各种身体问题，如脑缺氧、头晕等，所以，千万不要忽视塌肩、驼背等问题。

双肩是否宽厚、挺拔

正常人的肩宽标准应当是身高的 1/4，如果一个人的身高为 180 厘米，那么这个人的肩宽就应该是 45 厘米。当然，男人的肩膀应该宽厚一点儿，肩宽保持在 45~55 厘米比较好，不能过窄，否则就影响身型。

斜方肌是否突出

斜方肌是突出肩部挺拔的关键，发达的斜方肌能够让肩膀看起来更挺立，也能从感观上优化你的身型比例，让你看起来更高。

肩部伤不起，塑肩刻不容缓

塌肩、溜肩问题突出，穿什么衣服都不合适

不论是夏装还是冬装，都没有适合自己的款式，因为塌肩实在太严重，

每件衣服穿在身上都没了时尚感。

肩、颈劳损，总是头晕目眩

不良的阅读习惯和长期伏案工作，会让肩、颈过度劳损，时不时就会感到酸胀，还伴随着头晕、犯困的问题，工作效率也越来越低。

肩上因油脂分泌过多长出小痘痘

肥胖问题容易造成肩部油脂分泌旺盛，堵塞毛孔，引起皮囊发炎，导致肩背上长出小红疹，平常只有经常清洁肩背部，并且消除脂肪堆积，才能让我们拥有较好的肩背肌肤。

肩周炎侵袭

通常发病年龄是在 40~50 岁，多是因为劳损过度所致，但是长期的肩部不运动，也会造成肩部血液循环滞缓，一旦运动量突然加大，同样会造成肩部酸胀甚至产生肩周炎。

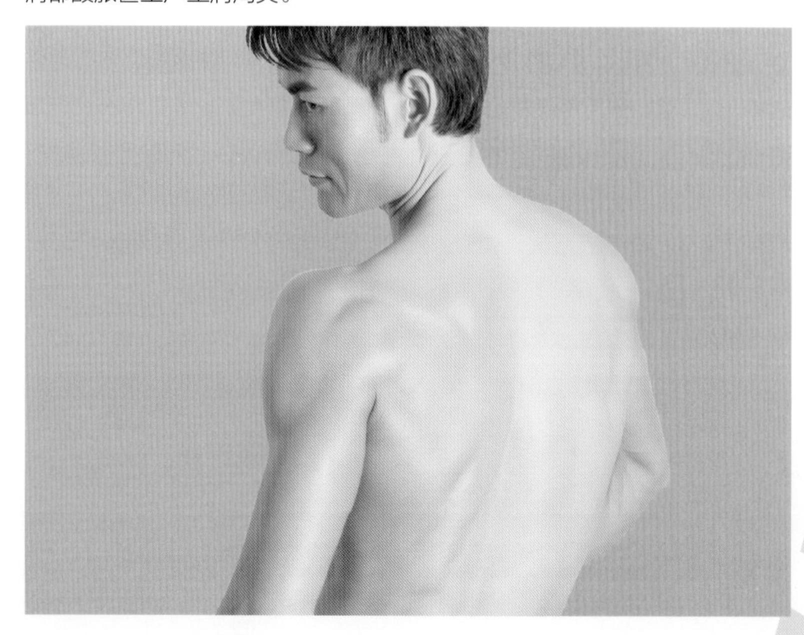

颈前杠铃推举——消减肩部脂肪

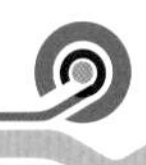

训练次数和组数

每组做12~15次，共做3~5组。

功效导航

● 消除肩上以及上臂两侧的赘肉，增强肩部及手臂力量。防止肩部下垂，让双肩更加挺拔。

● 促进三角肌前束及手臂肌肉生长，提升身体新陈代谢率，有效地促进脂肪燃烧。

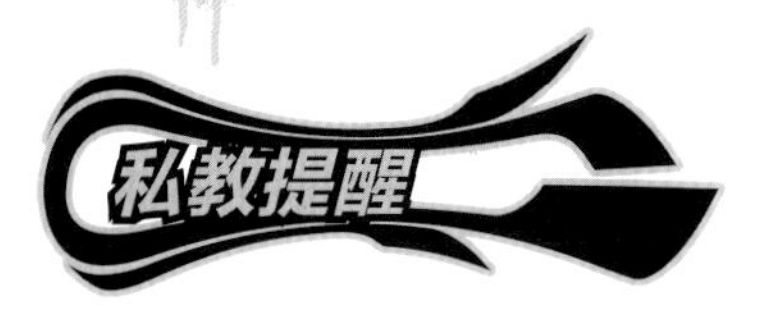

1. 双手握住杠铃杆时，一定要保证双手到两侧杠铃柄的距离相同，以保证杠铃不会倾斜。

2. 抬举杠铃时，要挺胸收腹，不能含胸、驼背，背部始终紧贴椅背，腰部与椅背保持一只手掌的间距。

3. 双手抬举杠铃至头部上方后，手臂一定要和地面垂直，不能前后倾靠，否则会损伤肩部肌肉和肩关节。

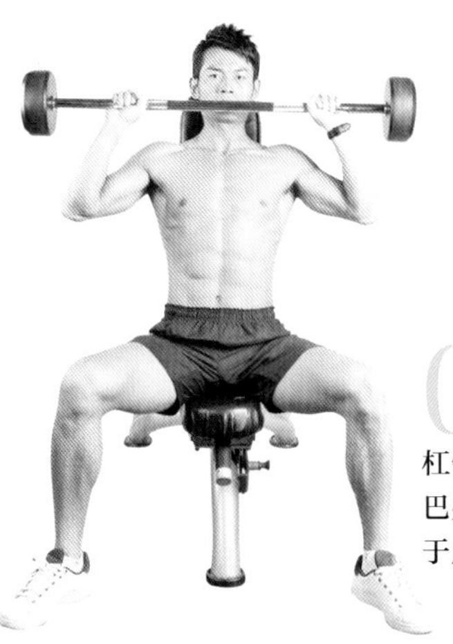

01 坐姿，双手均匀地握住杠铃杆并将它举高至下巴处，两腿分立，略宽于肩，背部紧贴椅背。

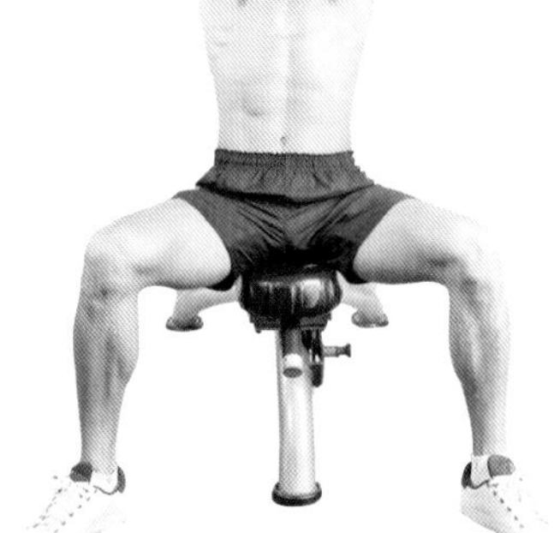

02 呼气，双手慢慢举起杠铃至手臂略微弯曲。短暂停留后慢慢放下杠铃，还原至下巴处，同时吸气。接下来，呼气，重复以上动作。

型男课堂

平常洗脸时，不能直接用沾了水的毛巾搓脸，而应该选用适合自己肤质的洗面奶洗脸，然后再用微湿的毛巾将脸上的水吸干。使用洗面奶时，应该先将双手洗干净，避免脸部肌肤受到手上的细菌感染，导致脸部发炎。洁面步骤是：先挤一元硬币大小的洗面奶在手心处，然后沾上水揉至产生泡沫；再用沾满泡沫的手掌温柔地在脸上打圈，这样才能在深层清洁毛孔的同时，保护到面部肌肤。

提铃——紧实肩背肌肤

训练次数和组数
每组做12~15次，
共做3~5组。

功效导航

● 主要训练部位是三角肌中束，能够促进肩部肌肉的增长，增强肩背力量。

● 细致地锻炼肩部线条，除了能够让肩部线条变得柔和，还能改善塌肩，让肩部变得紧实、挺拔。

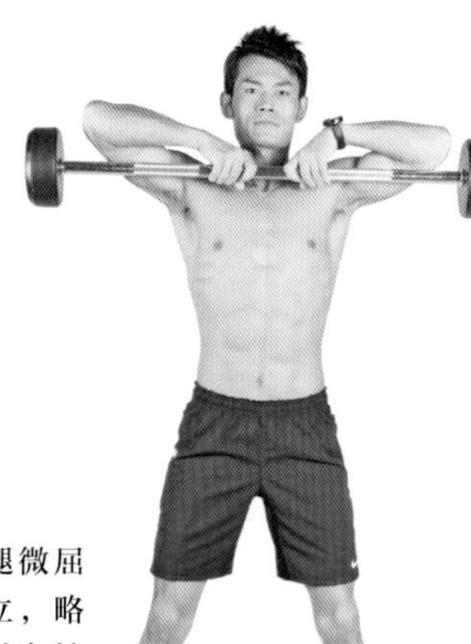

01 两腿微屈分立，略宽于肩，双手均匀地握住杠铃杆，两手保持一拳之距。挺胸收腹，目视前方。

02 呼气，双手用力上提杠铃至锁骨处。短暂停留后放下杠铃，还原至起始处，同时吸气。接着呼气，重复以上动作。

错误示范

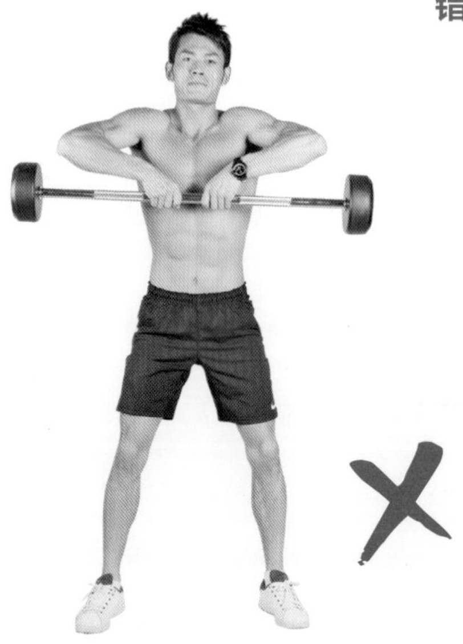

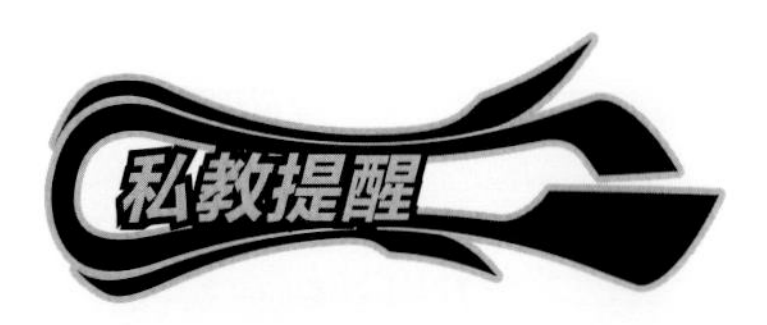

1. 在提起很重的杠铃时，很多人会不自觉地含胸或身体前倾，这些动作是不规范的，极易造成肌肉的紧绷和拉伤。错误示范如右图。

2. 在挑选杠铃时，重量一定不能过重，要保证在姿势不走样的情况下，每组至少能做10次，这样才能达到最佳的减肥效果，同时不损伤脊椎和肌肉。

哑铃侧平举——扩展肩部线条

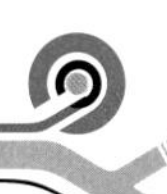

训练次数和组数
每组做12~15次，共做3~5组。

功效导航

● 缓解肩背酸胀、疲劳，消除肩部上的赘肉。

● 促进三角肌、肱三头肌的肌肉生长，让肩背更加挺拔、厚实。

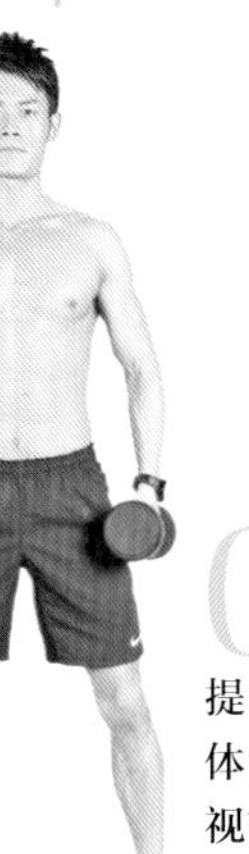

01 两腿分立，略宽于肩，双手提举哑铃，自然垂放于体侧，哑铃片朝前，目视前方。

02 呼气，双手慢慢将哑铃向身体两侧抬起至略低于双肩，挺胸、收腹。短暂停留后，慢慢放下哑铃，还原至起始处，同时吸气。接着呼气，重复以上动作。

型男课堂

眼部周围的皮肤比面部其他皮肤更加娇嫩，因此，在护理时，要使用质地更加柔和的眼霜。很多人会用面霜替代眼霜涂在眼圈周围，长久下来，眼圈周围就会生出很多脂肪粒，这是因为面霜太过油腻，造成了眼周的脂肪堆积，最后形成脂肪粒。

眼霜的作用非常多，除了能滋养眼部肌肤外，还能淡化黑眼圈、眼袋和皱纹。

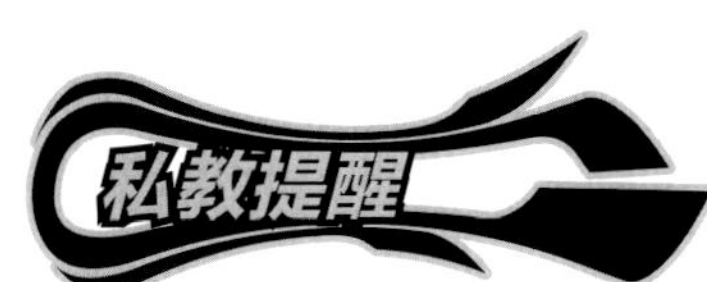

高举哑铃时一定不要含胸或者缩颈，耸肩也是不行的，这些错误的动作都会降低运动效果，严重时可导致关节移位或肌肉损伤。

错误示范

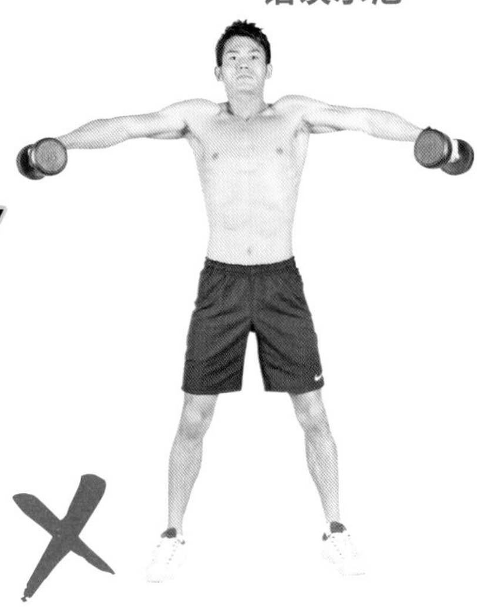

哑铃前平举——增强肩部力量

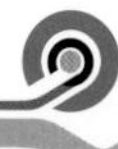

训练次数和组数

每组做12~15次，共做3~5组。

功效导航

● 运动肩背关节，让肩背关节更有活力。

● 大量消耗身体能量，提高新陈代谢率。

● 增加肩背和手臂力量，让肩背和手臂更加紧实。

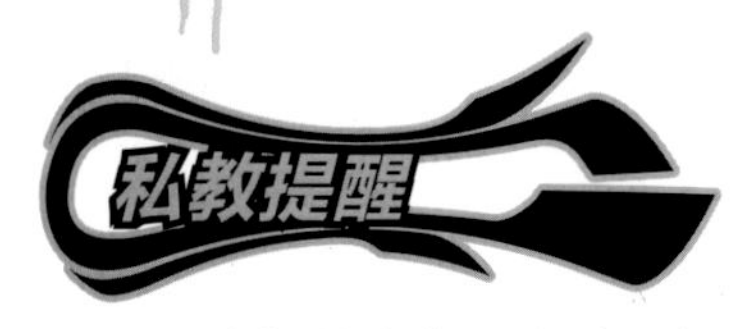

1. 双膝应适当弯曲，以缓冲哑铃的重力，同时保证腰背的平直。

2. 双手在举起哑铃时，身体应该保持平直，不能后仰，或者借助身体摆动的惯性抬起哑铃，这样会对腰椎造成压迫，影响运动效果。

型男课堂

洁面后，要立刻在脸上涂一些保湿护肤品，以防止皮肤干燥、紧绷。每位男士必备的护肤品，包括爽肤水、眼霜、面霜、乳液，有条件的还可以备上精华液。在脸上涂护肤品的步骤是先拍爽肤水，再涂眼霜，最后抹面霜或者乳液，此外，精华液应该在涂爽肤水之后、面霜之前使用。

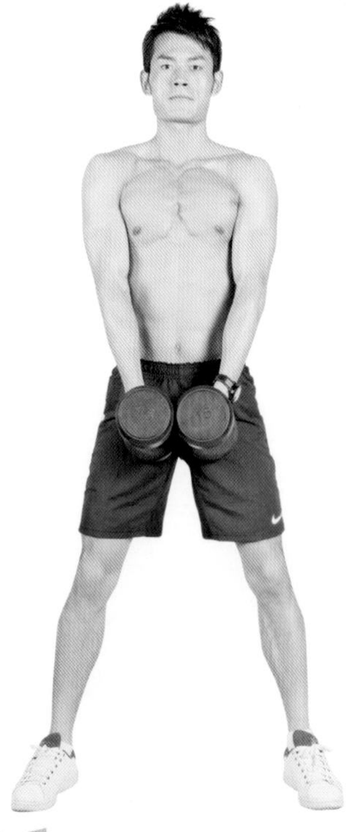

01 双腿分立，略宽于肩，双手握紧哑铃自然垂放于身前，拳心相对，哑铃平行贴紧。抬头挺胸，目视前方。

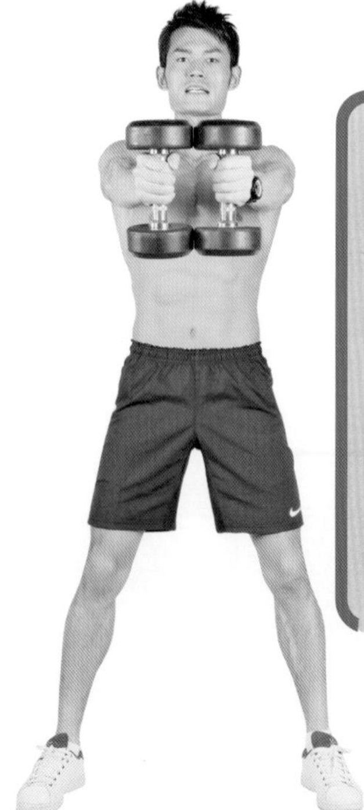

02 呼气，慢慢用力将哑铃抬举至胸前。短暂停留后慢慢放下哑铃，还原至起始处，同时吸气。接着呼气，重复以上动作。

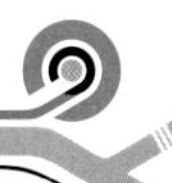

固定器械肩部推举——挺拔身姿

训练次数和组数

每组做12~15次，共做3~5组。

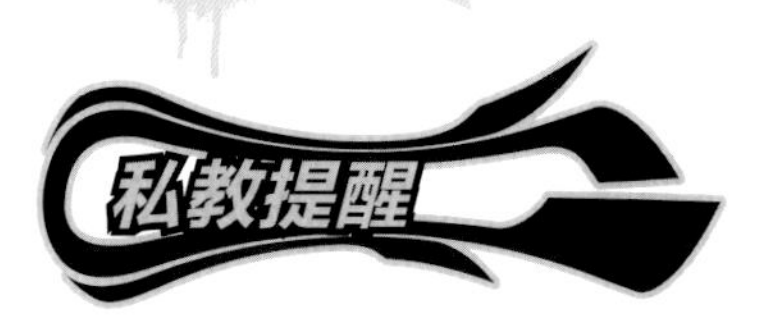

1. 双手在抬起扶手至最高点时，应该做短暂停留而不是立刻放下，这样除了能够让双臂持续受力、达到好的消脂效果外，还能减少对关节的磨损。

2. 推举时应避免因推举重量过大而塌腰、驼背，这样会对腰椎和腰背肌肉造成很大的伤害。

功效导航

● 主要锻炼的是肩部的三角肌前束，能够促进三角肌前束的肌肉生长，让肩部肌肤更加紧实、有弹性。

● 肩部在器械的抬举过程中，也有一个向上抬升的动作，这除了能舒展肩关节、改善肩部不适，还能防治塌肩，让肩部更加挺拔、宽厚。

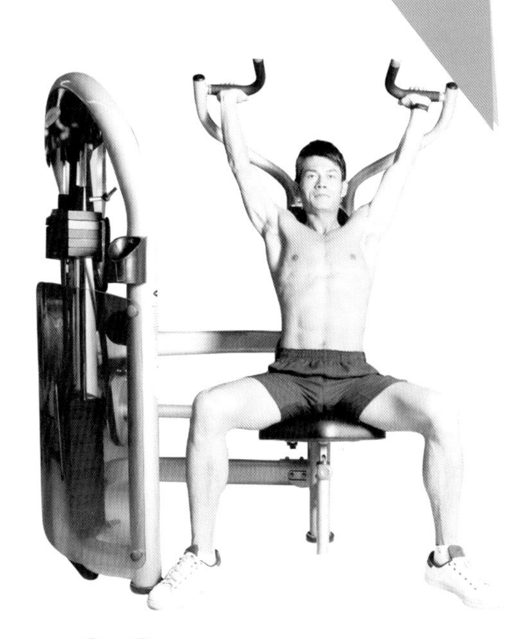

01 坐姿，两腿分立成90°，双腿与髋部正好形成一个三角支架，用以支撑身体。背部紧靠椅背，同时保证腰部与椅背保持一只手掌的距离。双手向上抬起器械椅的扶手，目视前方。

02 呼气，双手用力将扶手慢慢向上推起至最高处。短暂停留后放下扶手，还原至起始处，同时吸气。接着呼气，重复以上动作。

肩上哑铃推举——打造完美三角肌

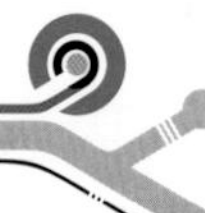

训练次数和组数
每组做12~15次，
共做3~5组。

功效导航

● 针对三角肌进行专门训练，能够凸显三角肌轮廓，改善肩部下垂，让肩部变得挺拔、硬朗。

● 有效消除肩上的赘肉，改善肩部肌肤松垮的问题，恢复肩部肌肤的紧实。

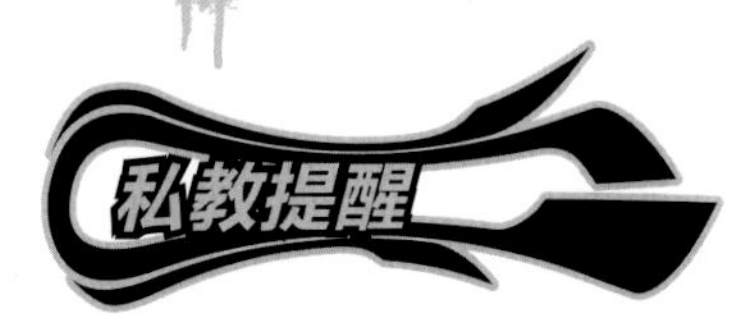

1. 在抬举哑铃时，手肘的起始高度应与肩部齐平，肘关节成90°。

2. 背部在贴紧椅背的同时，腰椎应与椅背保持一只手掌的宽度，这样才能保证腰椎免受压力。

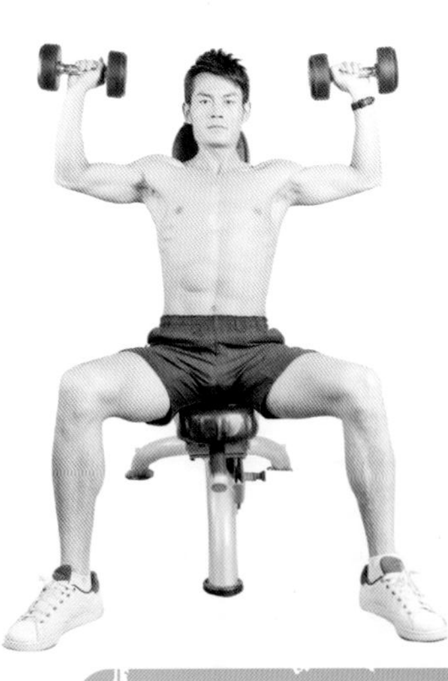

01 坐姿，双腿分开成90°，与臀部形成三角支架状稳定身体，背部贴紧椅背，后腰与椅背保持一只手掌的距离。双手握住哑铃屈肘举至头部两侧，保持上臂、前臂成90°且前臂与地面垂直。

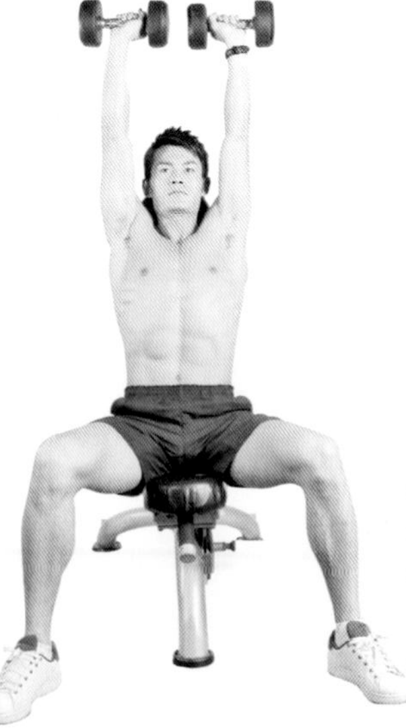

02 呼气，双手慢慢抬举哑铃至伸直。短暂停留后，慢慢放下哑铃，还原至起始处，同时吸气。接着呼气，重复以上动作。

★ 增肌小课堂——三角肌和斜方肌

三角肌位于肩部皮肤下，覆盖肩部，因其形状呈三角形，故被称为三角肌。它的主要作用是支撑手臂、协调手臂的伸展。健美明星艾迪·罗宾逊有着完美的肩部肌肉，他每周会抽出一天时间去锻炼肩部肌肉，在练习时他会用到哑铃推举、哑铃侧平举、俯身哑铃飞鸟等动作锻炼三角肌。艾迪尤其注意锻炼三角肌后束，因为三角肌后束体积较小，只要挑选重量适当的哑铃即可，关键是动作到位。斜方肌位于颈部和背部皮下，上部呈三角形，下部呈斜方形，故被称为斜方肌。它的主要功能是使肩胛骨上提、上下转动并内收，使头和脊柱伸直。艾迪通常会用哑铃耸肩的动作着重锻炼斜方肌，另外，哑铃侧平举对斜方肌的增长也有所帮助。

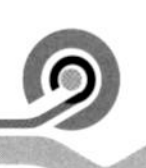

俯身飞鸟——让三角肌更圆润

训练次数和组数
每组做12~15次，
共做3~5组。

功效导航

● 着重锻炼三角肌后束和菱形肌，经常练习能够起到凸显三角肌线条、塑造挺拔身姿的作用。

● 有效增强肩背力量，改善圆肩，让肩背更加挺拔。

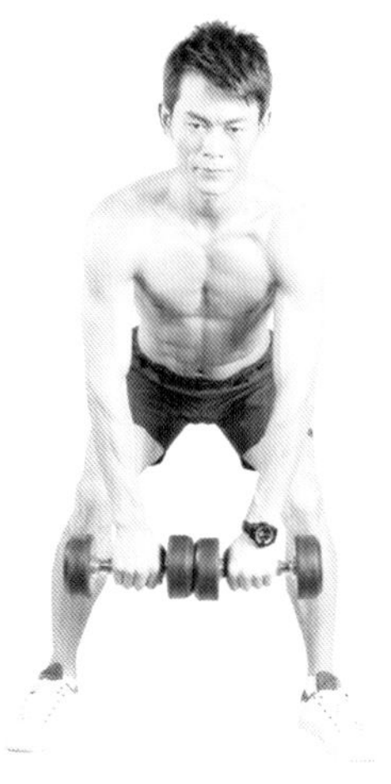

01 俯身屈膝跨立，身体与地面夹角成45°，双手正握哑铃，自然垂放于身体正前方。

02 呼气，双臂慢慢向体侧张开，至上臂高度略低于双肩为止。短暂停留后慢慢放下哑铃，还原至起始处。接着呼气，重复以上动作。

型男课堂

洁面不彻底或不良的作息习惯很容易导致鼻头上布满黑头，让爱美的男士大为苦恼。除了去商店购买鼻贴，我们还可以尝试在家里自制鼻贴，去黑头效果同样很好。只需要到超市买一些小苏打粉和化妆棉，然后将化妆棉泡在含有小苏打的液体中备用。洁面后，将自制鼻贴贴在鼻头上，等待10分钟再将鼻贴轻轻揭下，黑头就会很快消失了。当然别忘了贴完鼻贴后在鼻子上涂上一些爽肤水，帮助收缩扩张的毛孔。

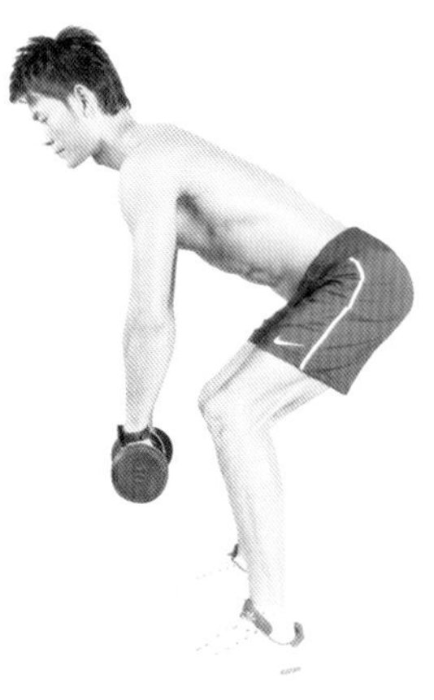

（侧面动作示范）

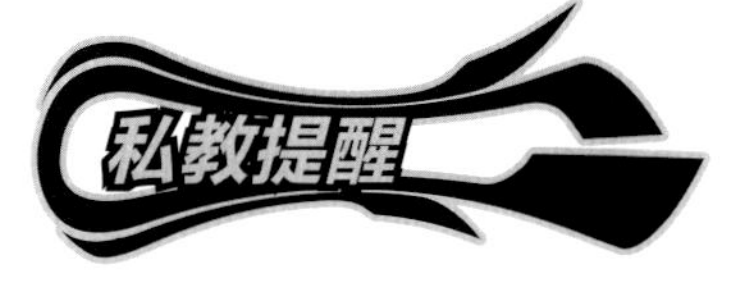

1. 手臂要垂直地面向上张开，而不是垂直背部向上张开。

2. 在做俯身飞鸟时，我们需要屈膝，但是要注意膝盖的水平位置不能超过脚尖，否则会对膝盖造成压迫。

3. 在动作过程中，头部与背部应该保持水平，这样能避免损伤肩颈。手臂也是自然屈肘。

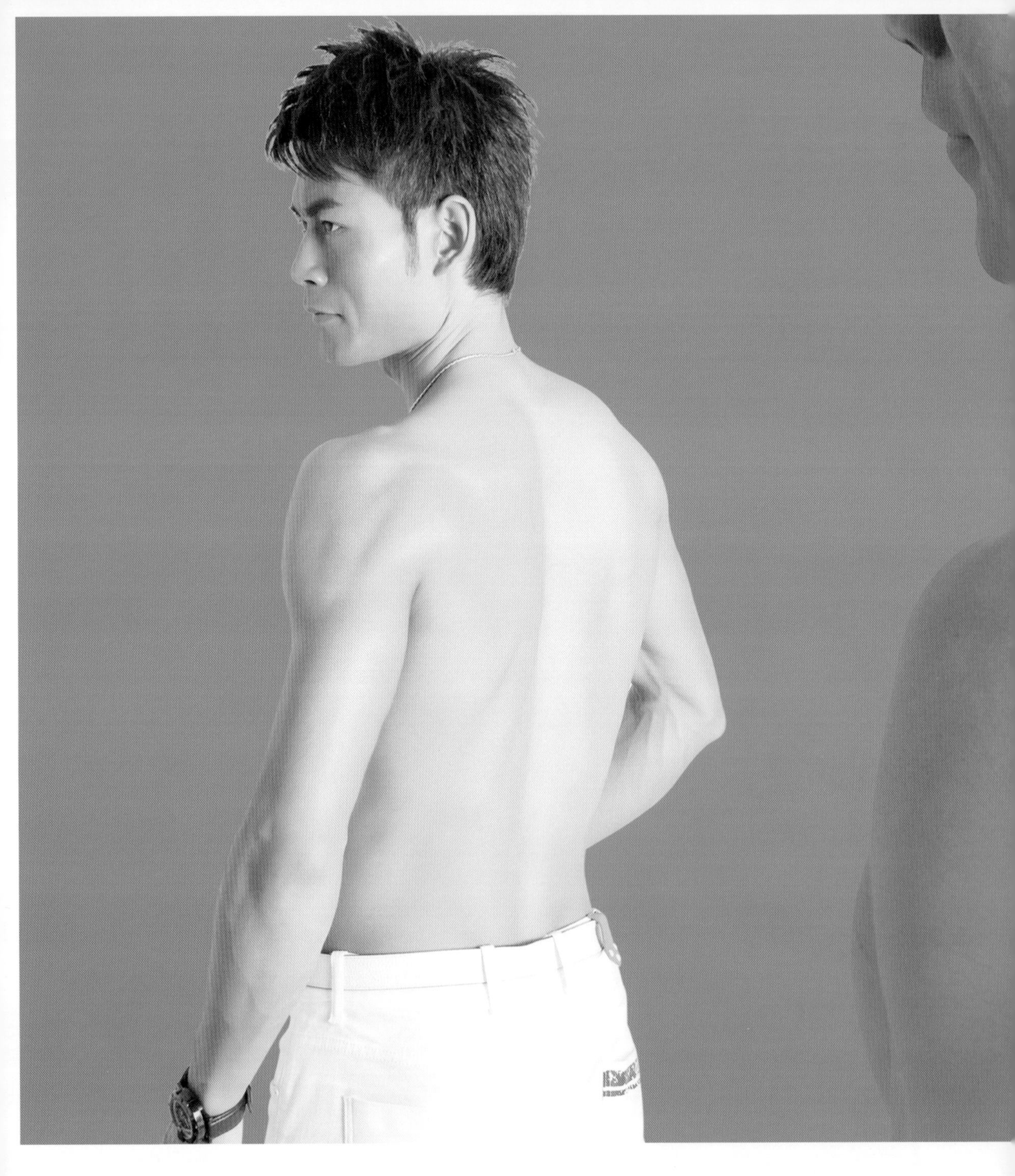

Five Effective Training to Shape the Back

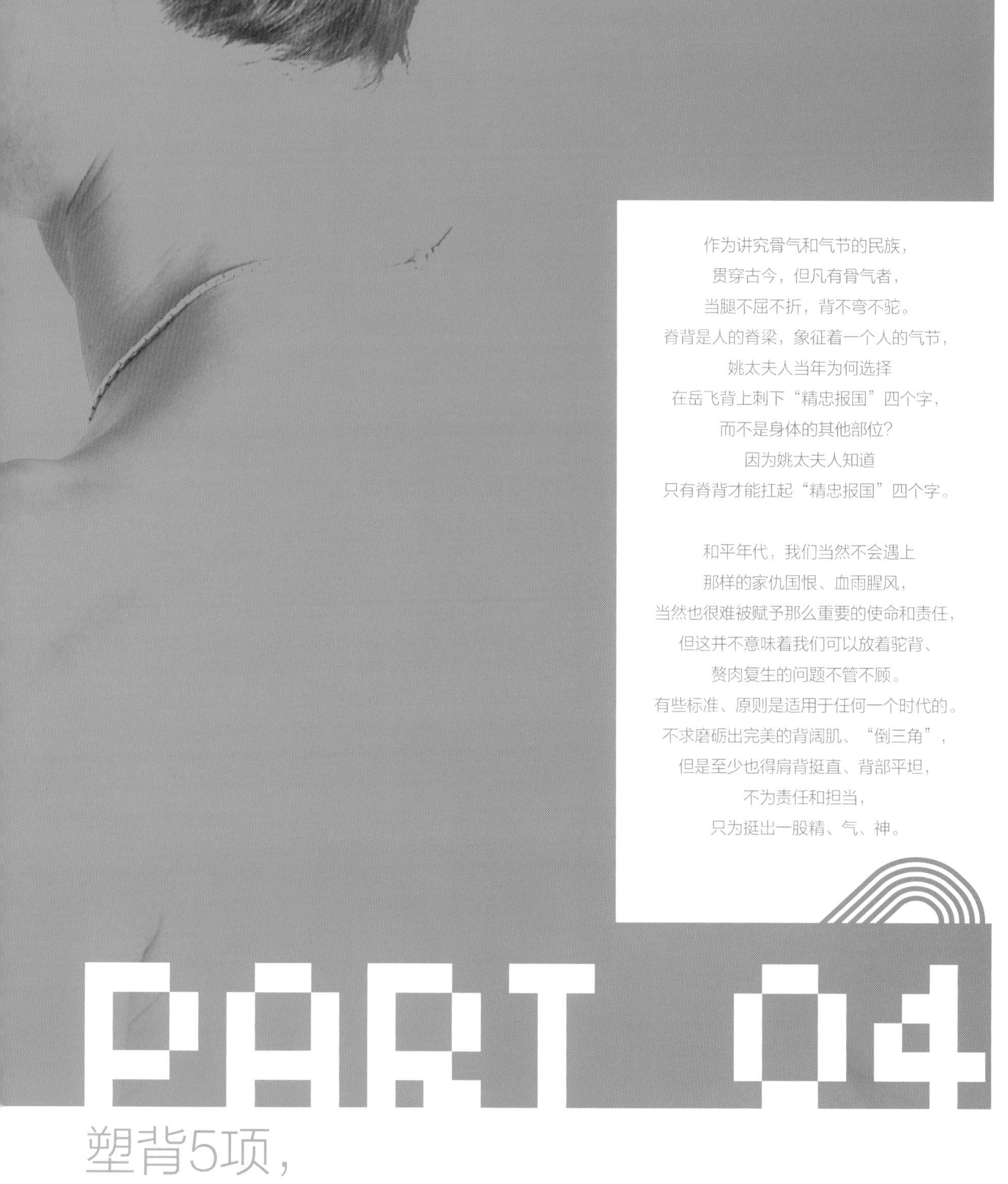

作为讲究骨气和气节的民族，
贯穿古今，但凡有骨气者，
当腿不屈不折，背不弯不驼。
脊背是人的脊梁，象征着一个人的气节，
姚太夫人当年为何选择
在岳飞背上刺下“精忠报国”四个字，
而不是身体的其他部位？
因为姚太夫人知道
只有脊背才能扛起“精忠报国”四个字。

和平年代，我们当然不会遇上
那样的家仇国恨、血雨腥风，
当然也很难被赋予那么重要的使命和责任，
但这并不意味着我们可以放着驼背、
赘肉复生的问题不管不顾。
有些标准、原则是适用于任何一个时代的。
不求磨砺出完美的背阔肌、“倒三角”，
但是至少也得肩背挺直、背部平坦，
不为责任和担当，
只为挺出一股精、气、神。

PART 04

塑背5项，
磨炼出背脊的傲骨和伟岸

强健的脊背——男人味浑然天成

在生活中，背部问题实在太多了，坐班生活减少了我们抬起双手的频率，这样就导致背部脂肪堆积、血液循环受阻，让原本粗糙的背部长出小红疹，还会让我们时常感到腰背酸胀。另外，背部臃肿还会压沉我们的肩背，让我们即使穿上最新潮的衣服也会看起来像水货。因此，一定要改善背部问题，消除背部的赘肉，让背肌的线条慢慢凸显出来，让背部变得健康、背肌有型并趋于完美。

那么，完美的背肌应该是怎样的？答案：圆润、饱满、紧实、细腻，最关键的是要有雕琢感，可以看清楚每个肌肉块的纹理，让人看着就想要去触碰和依靠。

如果说文字太过抽象，那么——看看韩国艺人郑智薰（Rain）的背肌就知道何谓“完美的肌肤”了。每次演唱会上，跳到正兴奋处，他就会将背心一脱，然后秀出被汗水裹挟着的完美“倒三角”，背上的细小肌肉块圆润得犹如玉石。

当然，我们也可以从项羽、吕布的故事中领略到他们的背肌多么强健，他们的背部力量一定非常惊人，否则不会有扛鼎之力。穿越千年，我们仍旧能透过历史的书简，嗅到西楚霸王项羽的盖世豪气和血性刚强，仍旧能领略到吕布骑着赤兔马驰骋时的豪迈，腰背挺直，霸气十足。

我们的背部包含这些肌肉群：

背部肌肉群是人体重要的肌肉群，它含量比较多，所以对身体新陈代谢影响比较大。它主要是由背阔肌、大圆肌、小圆肌等肌肉组成。背阔肌位于腰部和胸部后下外侧皮下，是全身最大的阔肌，上部被斜方肌遮盖。它是构成“V”字形身材的背部主要肌肉。另外还有一些小的肌肉：肩胛下肌、冈上肌、冈下肌和小圆肌，四块肌肉组成肩袖肌群，对肩关节的稳定性起到非常重要的作用。

要强化背肌，就一定要通过顶峰收缩来加强背部神经，获得支配肌肉的神经感觉，使肌肉充分充血发胀，从而加大外侧背阔肌的宽度和密度，最终起到发达背肌的功效。厚实的背部，让你更加具备可信度，随时都充满自信。

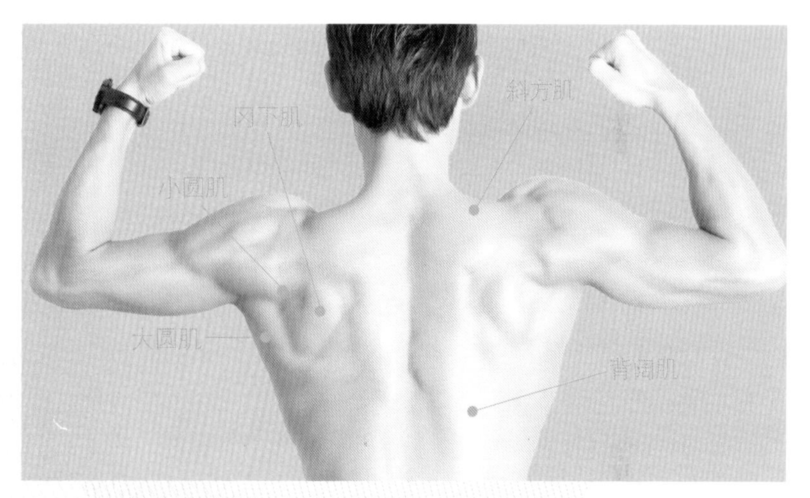

背部检测

完美的背部并非是一步到位的，这需要经历许多等级的验证。下面就来看看你的背部到底有多完美。

背部平直

一个人想要有完美的背部，首先应该做到背部平直，绝不允许有驼背现象，要保证背部的挺拔。

背部紧实，背部肌肉若隐若现

如果你的身体比较肥胖，你的背部就会比较圆润，没有紧实感，丝毫看不到肌肉线条。

背肌凸显，健硕且细腻

就如韩国艺人 Rain 的背肌一样，紧实而不失圆润感，一块块肌肉群就像是温润的美玉般饱满、细腻。

背部“倒三角”，展现完美背肌

整个背部肌肉紧实且健硕，背肌线条呈现出一个大大的“V”字，这就是近乎完美的背部倒三角。

背部都有哪些问题

背部似乎总是没劲，总是弯着的

背部赘肉尽管不算多，但是只要稍微有一些，就能让你不自觉地弯腰驼背。久而久之，你的背部就会越来越驼，从此与“挺拔”二字越来越远。

衣服尺码、大小都不行

试衣服时，小一码的衣服穿不进去，大一码的衣服又衬不出款型。这些问题大多是由于背部臃肿造成的，款型是按照身材匀称的人来设计的，如果你的背部臃肿，就注定在衣服的购买上失去了很多选择。

背部油脂分泌旺盛，出现红疹、痘痘等肌肤问题

背部由于肥胖，导致背部油脂分泌过于旺盛，堵塞毛孔，造成病菌侵入毛囊，引起背部皮肤发炎和敏感，让背上长出小红疹、痘痘。

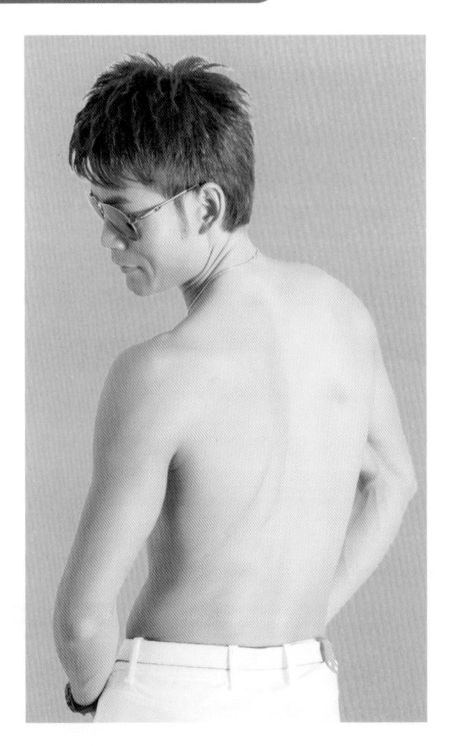

背部经常会有酸痛感

上班族久坐办公室，加上坐姿不规范，久而久之，就容易引起背部酸胀。另外，很久没做运动了，突然的大量运动也可能引起背部的酸胀感。

杠铃划船——燃烧肩背脂肪

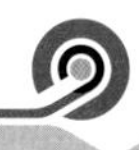

训练次数和组数

每组做12~15次，
共做3~5组。

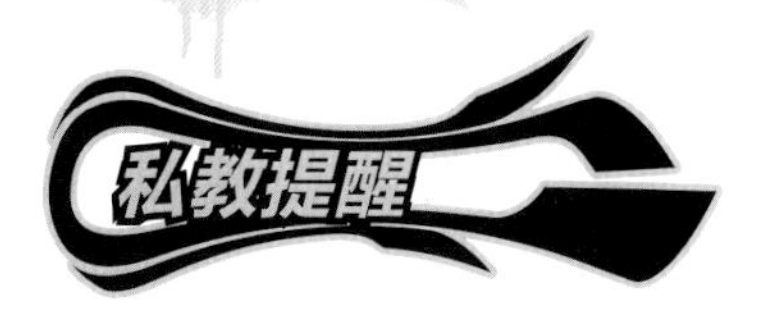

1. 在提拉杠铃时，注意保持腰、背平直，绝对不能驼背，以免对脊椎造成压迫。

2. 在提拉杠铃时，应该沿着大腿延伸的方向慢慢向上提拉。

功效导航

● 背部肌肉在运动中持续用力，能够有效燃烧背部脂肪，纠正驼背问题。

● 改善背部线条，让背部线条更加硬朗、厚实。

● 消除手臂多余脂肪，增强手臂力量。

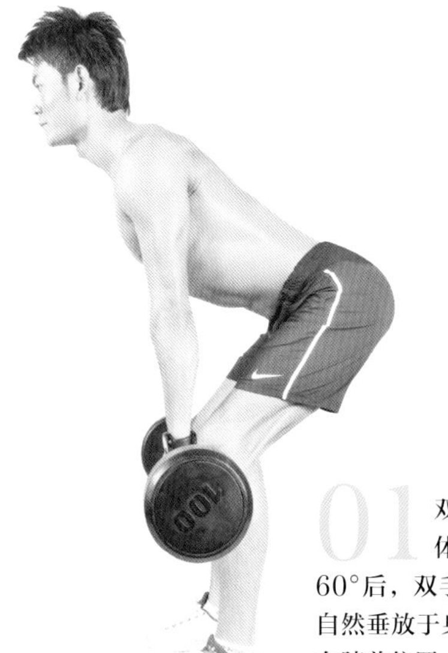

01 双腿屈膝分立，身体前倾至与大腿成60°后，双手均匀握住杠铃杆自然垂放于身前，杠铃正好落在膝盖位置。

02 呼气，双手握住杠铃慢慢沿着大腿方向向上提拉，直至杠铃接近腰腹位置、肩胛骨收紧为止。短暂停留后慢慢放下杠铃，还原至起始处。接着呼气，重复以上动作。

型男课堂

想要获得光泽、红润、紧致的皮肤，就一定要了解肌肤的喜好。西兰花、胡萝卜、牛奶、大豆、猕猴桃、西红柿、蜂蜜、肉皮、三文鱼及海带等，这些食物是保证皮肤健康的必需品，它们可以从抗衰老、抗皱、祛斑、调和油脂分泌、改善肤质等多方面滋养、改善我们的肌肤，让肌肤每天都能保持活力。

高位下拉——让背部更宽厚

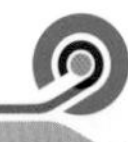

训练次数和组数

每组做12~15次，共做3~5组。

功效导航

● 背部在运动中持续用力，对于消耗背部脂肪、改善肩背下垂都有帮助。

● 在下拉过程中，背阔肌得到了很好的舒展，同时能有效扩展背部线条，能够让背部变得更加宽厚。

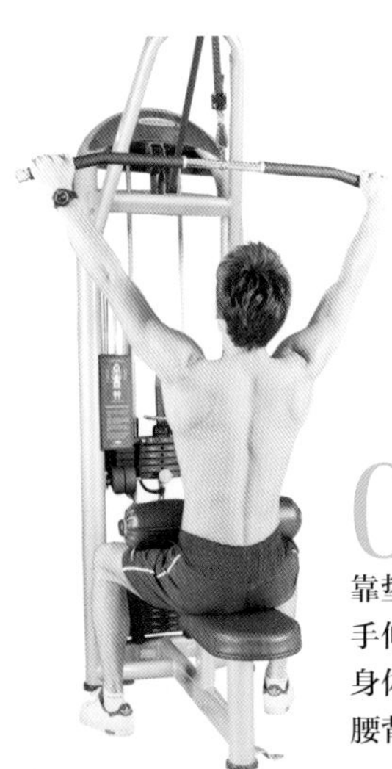

01 坐姿，两腿跨开，双腿放在靠垫下方，固定身体。双手伸直后握住拉杆两端，身体后仰15°，同时保持腰背平直。

02 呼气，双手用力慢慢地将拉杆拉向锁骨下方，短暂停留后慢慢还原拉杆，同时吸气。接着呼气，重复以上动作。

型男课堂

时下很多男明星蓄起了胡须，看起来更加帅气和成熟了。适合的胡型除了让你显得更为成熟外，还能从视觉上改善你的面部比例，让胖人看起来更瘦。国字脸男生留山羊胡就能起到拉长脸部比例的效果，切忌留八字胡，这会让你的脸部显得更宽。打理胡须和头发的原则是一样的，也要根据自己的需要定期修剪。

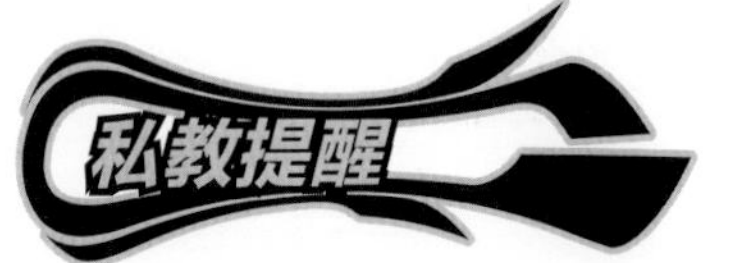

1. 每次将拉杆拉至胸前位置即可，不必继续下拉，这样就足以达到训练肩背的目的。

2. 先调整自己的位置，再进行背部锻炼，位置以身体后仰15°，拉杆正好垂直向下为宜。

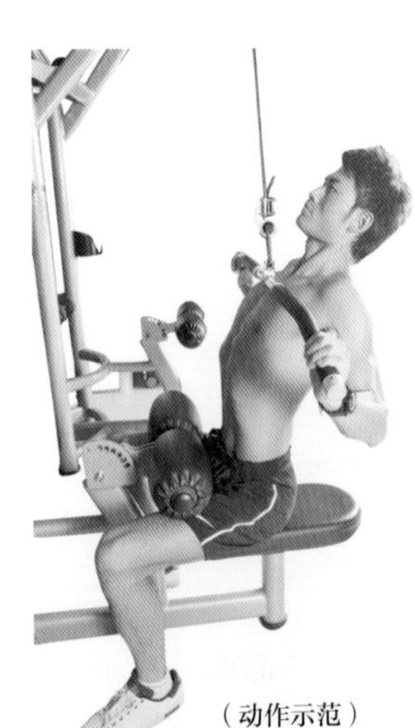

（动作示范）

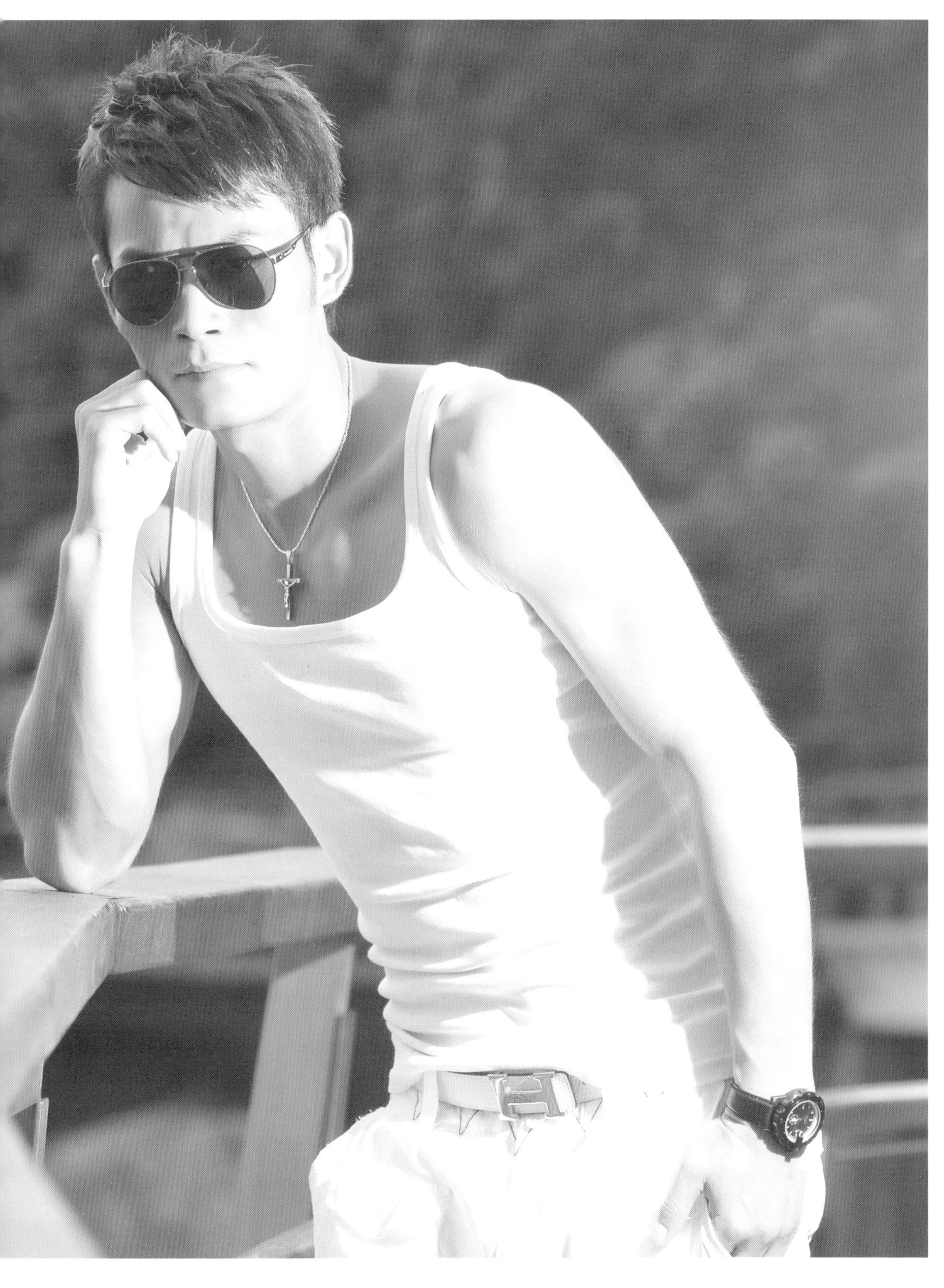

宽距引体向上——打磨背部“倒三角”

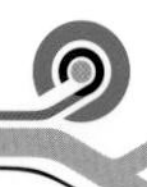

训练次数和组数
每组做12~15次，
共做3~5组。

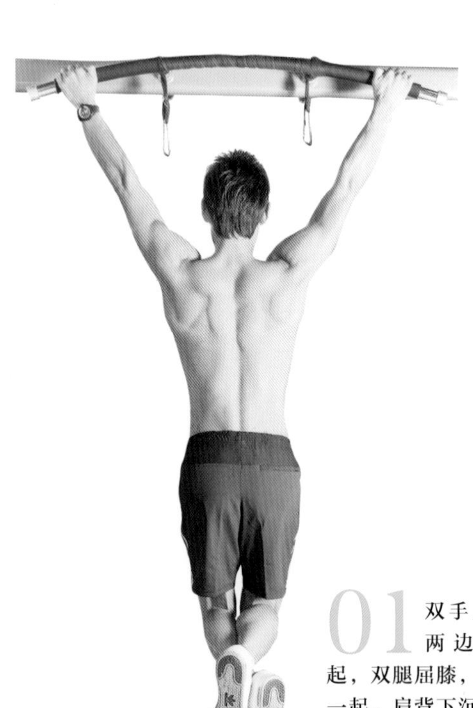

01 双手紧握住杠杆两边将身体抬起，双腿屈膝，小腿叠合在一起。肩背下沉，身体呈自然下垂的状态。

02 呼气，双手继续用力向上引体，直至头部高于杠杆为止。短暂停留后，还原至起始处，同时吸气。接着呼气，重复以上动作。

★ 增肌小课堂——背阔肌

背阔肌是全身最大的阔肌，也是构成“V”字形身材的背部主要肌肉。坚持对背阔肌的锻炼，能够改善体型，让上身更加魁梧。

对于背肌的修炼，曾经数次蝉联奥林匹亚先生的多里安・耶茨最有发言权，因为他有着极其发达的背阔肌以及让男士羡慕的“倒三角”。耶茨认为，应当将背肌作为一个整体去锻炼，而不是将它分裂开来锻炼，这会造成背部肌肉的不平衡、不对称，锻炼出来的背肌会很难看。耶茨在锻炼背肌时，会结合三角肌后束的动作一同进行，因为很多三角肌后束的练习动作都可以锻炼到背肌。另外，耶茨会经常用窄距引体向上锻炼背肌，以充分舒展肌肉，他最常用到的背肌练习动作包括高位下拉、坐姿划船、杠铃划船等。

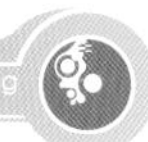

错误示范

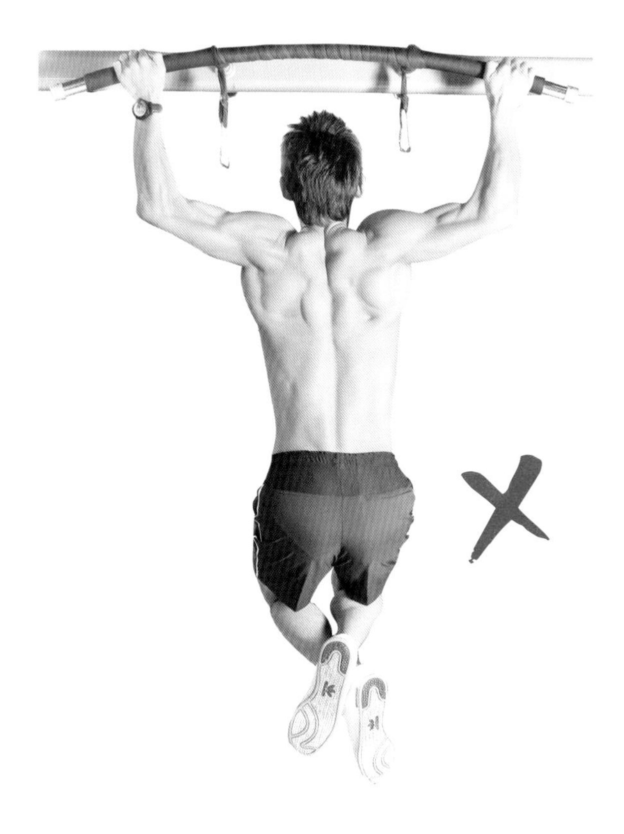

功效导航

● 这是一组高难度的动作，对于背部肌肉力量的提升很有帮助，除了能消除肩背赘肉，防止肩背下塌外，还能帮助肩背外扩，是打造背部“倒三角”的必备动作。

● 手臂在运动中也得到了充分锻炼，对于消除手臂脂肪、紧实手臂线条大有裨益。

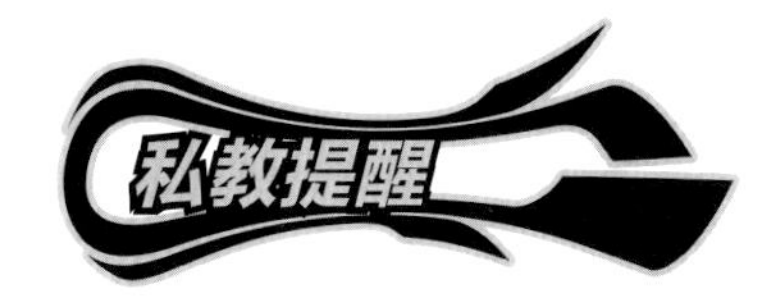

引体时，千万不要因为肩背力量不足而出现耸肩、缩颈等姿势，这不仅容易拉伤肩部肌肉，还会降低运动效果。

型男课堂

剃须是一件很伤皮肤的事，要尽量避免剃须对皮肤造成的伤害。在剃须前，应该先将剃须刀清洁干净，然后用温水浸湿、软化要剃须的部位，再在胡须上涂抹剃须泡沫，继续软化胡须，然后再温柔地用剃须刀剃去脸上的胡须，最后再洁面。所有步骤完成后，还要记住在脸上拍打须后水和滋润霜。

剃须最好不要在晚上进行，而应该选择在早上。夜间雄性激素分泌较为旺盛，一夜过后，下巴上会长出许多胡须，这会让清晨起床的你看起来胡子拉碴。

坐姿划船——活络肩部关节

训练次数和组数
每组做12~15次，
共做3~5组。

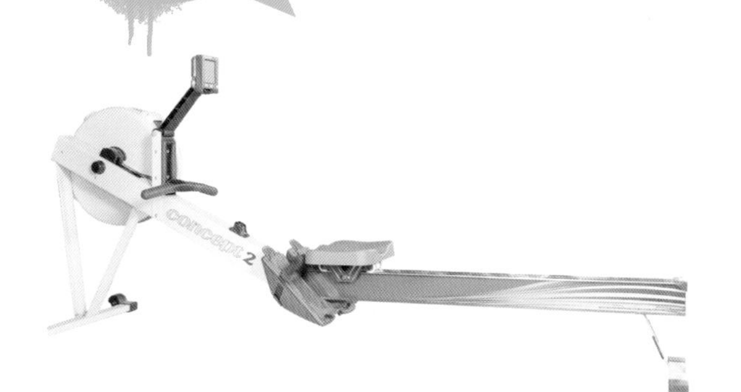

划船器：划船器属于有氧运动器械之一，我们可以通过设定划船器上的时间和距离来确定自己消耗多少热量，以便更有计划性地达成减肥的目的。划船器训练是有氧运动，应将它放在背部力量训练之后进行。

功效导航

● 肩背关节在反复的拉伸过程中得到充分的舒展，能够改善肩部僵硬、活络肩关节。

● 有效燃烧肩背脂肪，让肩背线条更加紧实，同时增强肩背肌肉力量。

● 对于提高心肺功能和耐力都很有帮助。

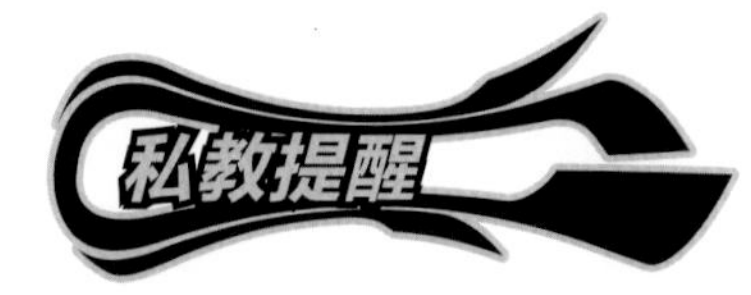

划船器锻炼的是背部肌肉，因此即使双腿完全伸直之后，我们也应该用力向后拖拉把手，这样才能起到充分锻炼背部肌肉的效果。

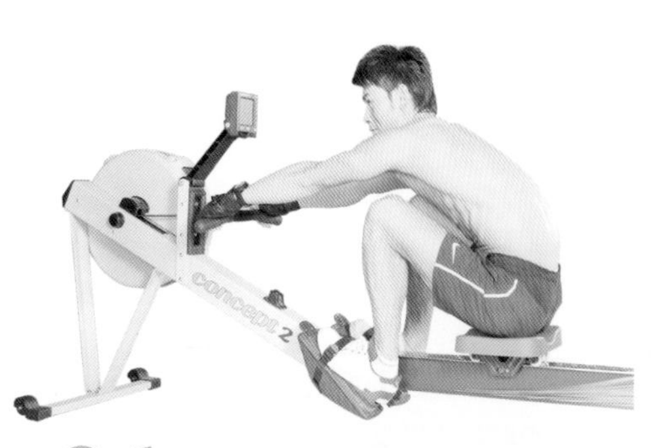

01 俯身，臀部坐在划船器的坐垫上，双手握住划船器的把手，双脚固定在划船器的踏板上，调整好呼吸。

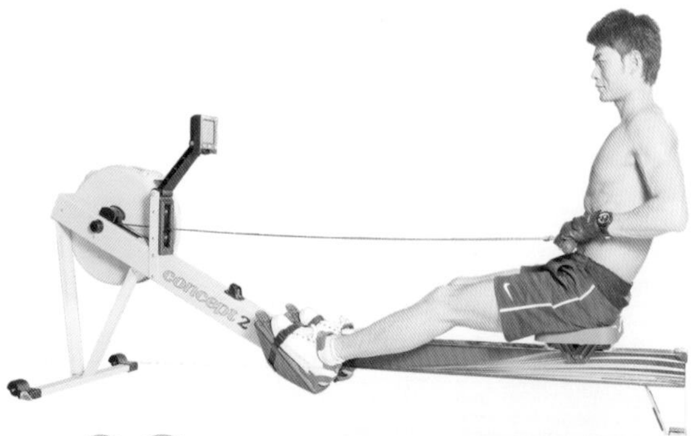

02 呼气，双手握住把手后拉，直至双腿伸直、肩胛骨完全收紧为止。短暂停留后，还原至起始处，同时吸气。接着呼气，重复以上动作。

器械坐姿划船——紧实背部肌肉

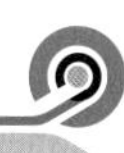

训练次数和组数
每组做12~15次，
共做3~5组。

功效导航

● 背部肌肉始终处在一松一紧的状态下，在燃烧脂肪的同时，还能有效地锻炼背阔肌，让背阔肌变得更加紧实。

● 肩胛骨在运动中得到了充分扩展，能够舒缓背部压力、改善背部肌肉酸胀等问题。

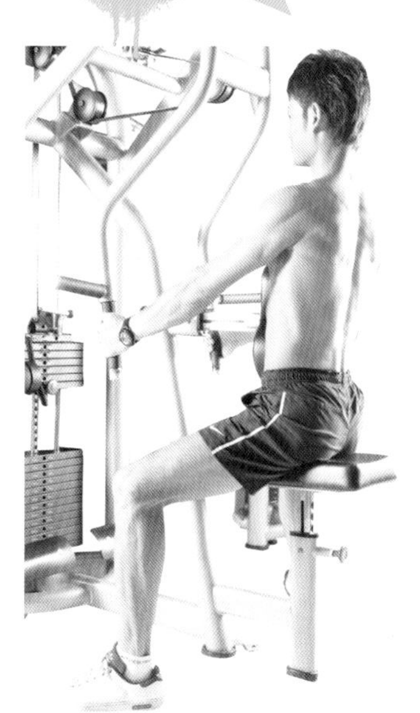

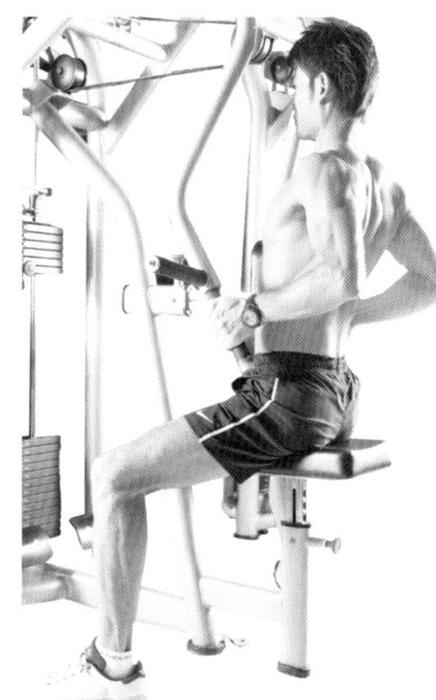

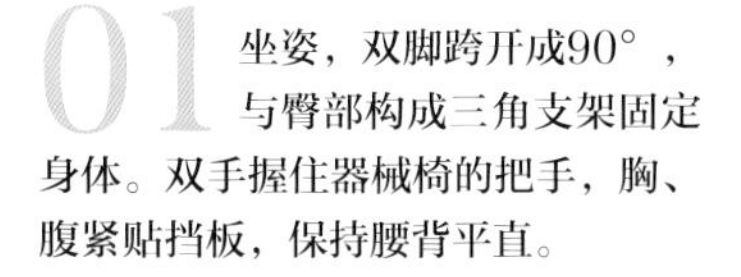

01 坐姿，双脚跨开成90°，与臀部构成三角支架固定身体。双手握住器械椅的把手，胸、腹紧贴挡板，保持腰背平直。

02 呼气，双手握住把手慢慢后拉，直至肩胛骨完全收紧。还原至起始处，同时吸气。接着呼气，重复以上动作。

型男课堂

油脂分泌旺盛、内分泌紊乱等因素都可能导致面部长出青春痘，非常影响男士面部的美观。祛痘更是一个艰巨而细致的过程。除了在饮食上注意保持清淡，切忌吃辛辣、油炸的食物和甜食外，还应该保证规律的作息习惯，熬夜也是祛痘的一大禁忌。面部时刻保持清洁也是必须的，保证早晚各一次的洁面即可，千万不要经常洁面，这样往往会造成面部油脂分泌紊乱，反而会使面部更容易长痘。

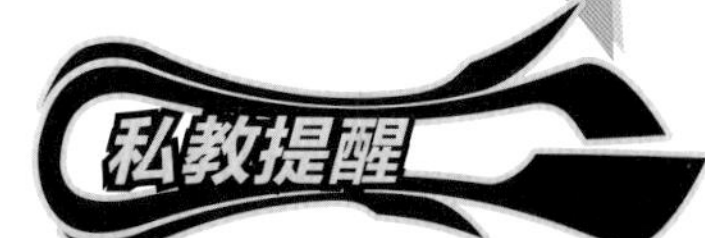

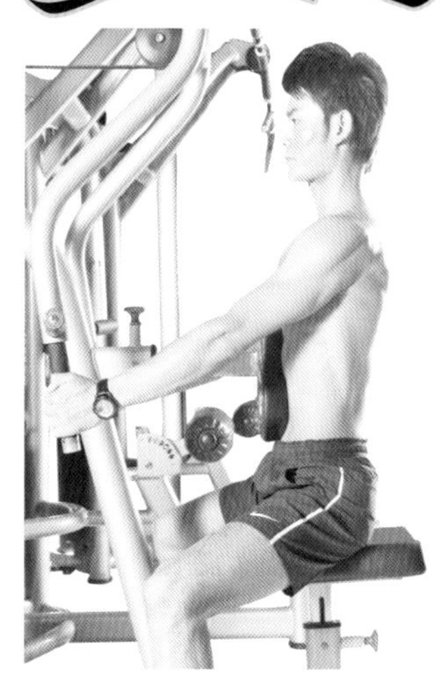

（动作示范）

胸前的挡板是为了固定我们的身体，在进行练习前，应该将挡板调整到适宜手臂拉伸的位置，太近或太远都不行。

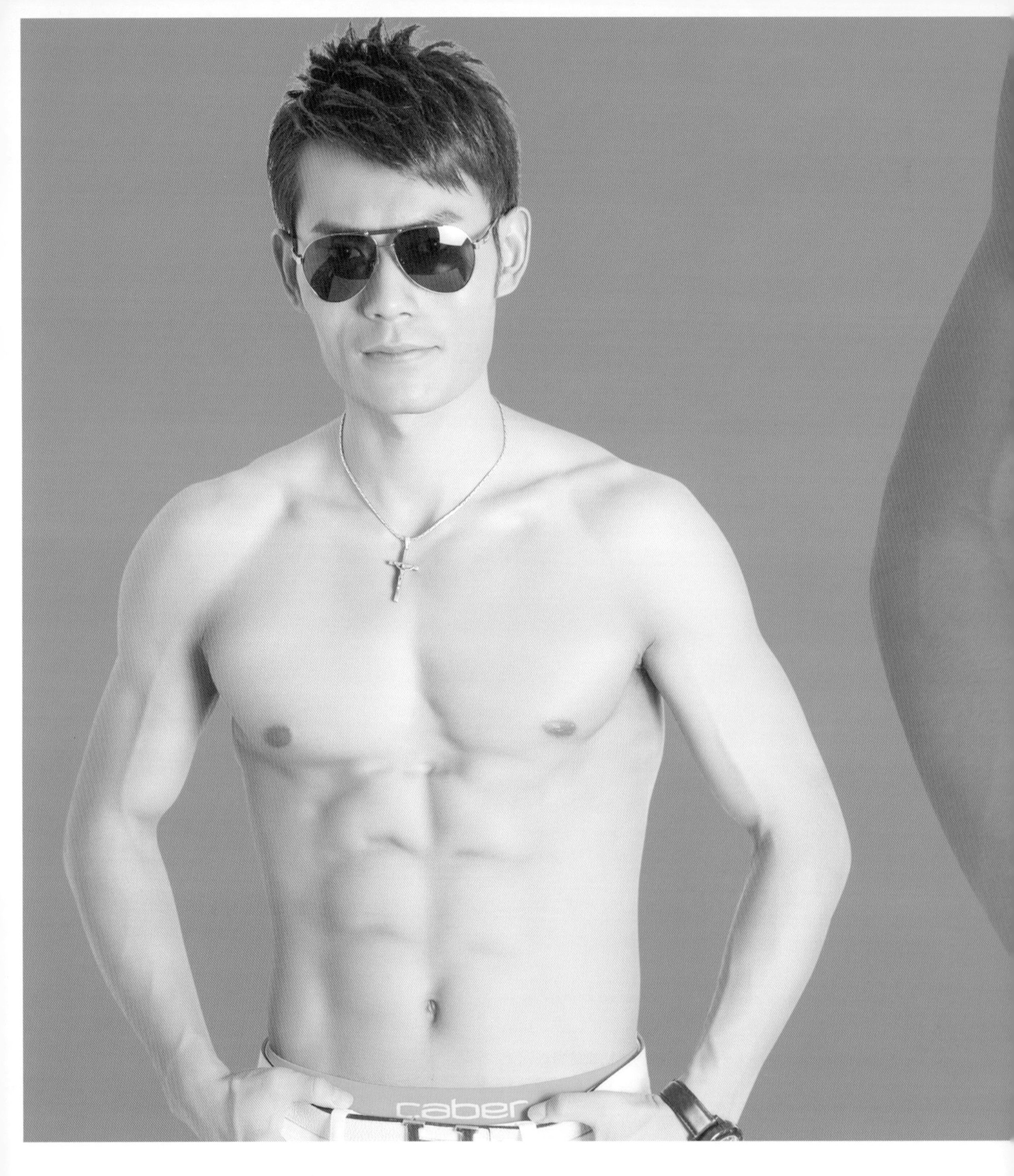

Six Effective Training to Shape the Chest

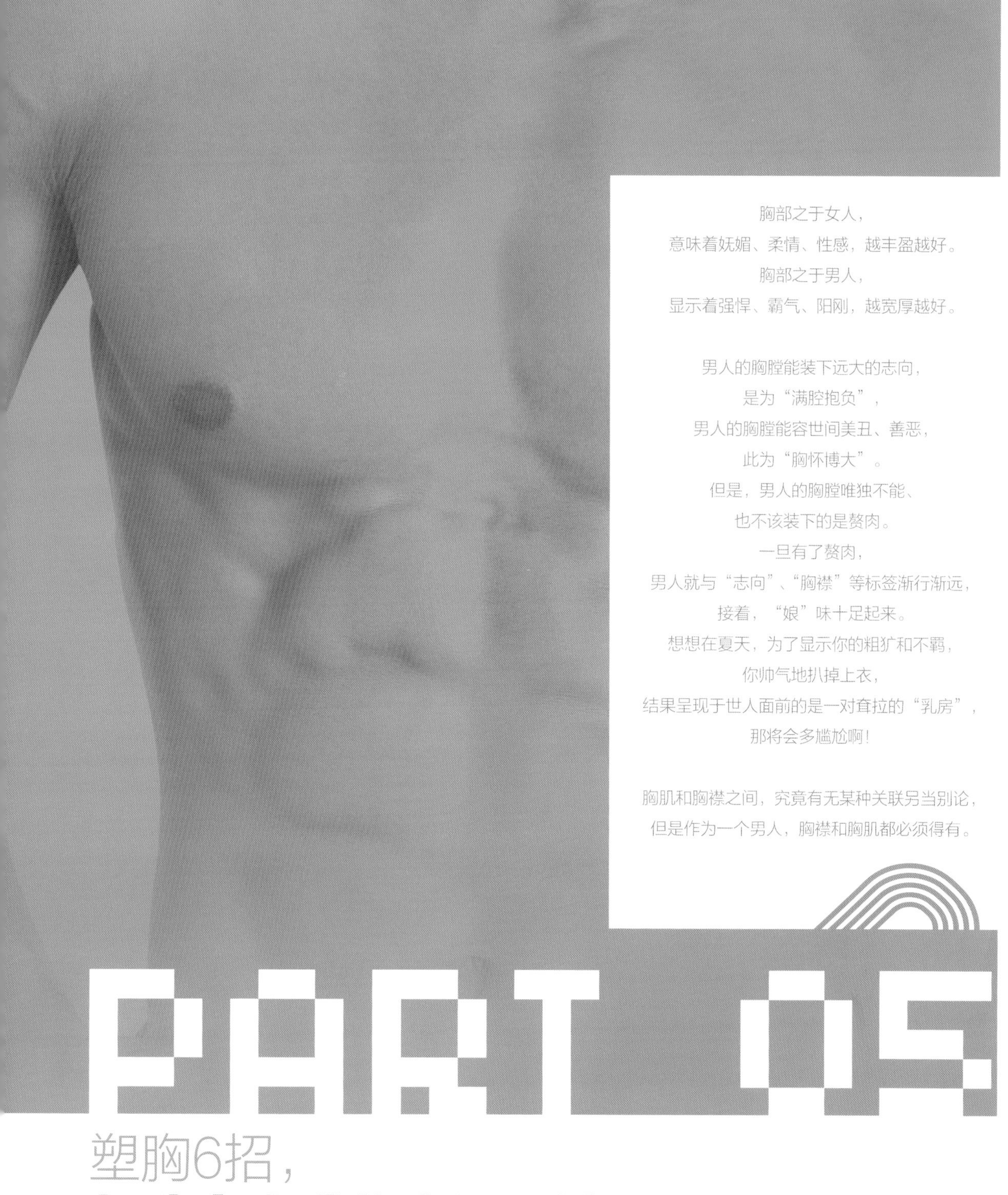

胸部之于女人，
意味着妩媚、柔情、性感，越丰盈越好。
胸部之于男人，
显示着强悍、霸气、阳刚，越宽厚越好。

男人的胸膛能装下远大的志向，
是为“满腔抱负”，
男人的胸膛能容世间美丑、善恶，
此为“胸怀博大”。
但是，男人的胸膛唯独不能、
也不该装下的是赘肉。
一旦有了赘肉，
男人就与“志向”、“胸襟”等标签渐行渐远，
接着，“娘”味十足起来。
想想在夏天，为了显示你的粗犷和不羁，
你帅气地扒掉上衣，
结果呈现于世人面前的是一对耷拉的“乳房”，
那将会多尴尬啊！

胸肌和胸襟之间，究竟有无某种关联另当别论，
但是作为一个男人，胸襟和胸肌都必须得有。

PART 05

塑胸6招，
打造出胸膛的古铜“铠甲”

强健的胸肌——男人不能丢弃的性感

知道女性觉得男性的哪块肌肉群最性感吗？答案是胸肌。

在男性性感部位调查中，有 87% 的女性被调查者认为男性的胸肌是最性感的部位。这个调查结果也许让许多男士大笑不已，因为男人们从未想过女性的“审美情趣”会与自己的如此“雷同”。不过笑过之后，男人们则要彻底觉醒了，因为现在许多男士胸部上积聚了太多的赘肉，松垮、耷拉着，像极了老妇人干瘪的乳房。

胸部肥胖给男士带来的影响太沉重了，它会让男性的威严锐减，让男士们即使在炎炎夏日，也要紧裹上身，害怕裸露的胸部遭人耻笑。在购买服装时，他们也要尽量选购宽大的，没了任何款型。

健硕的胸肌，棱角分明犹如盔甲，但它并非是难以达到的目标，因为胸肌是相对容易修炼的肌肉群。看看时尚杂志上的男明星们，我们就知道胸肌其实并不稀罕，因为很多男性即使没有练出迷人的“王”字腹，也会拥有健硕的胸肌。

很多人认为身材瘦小的郭敬明，身上应该不会有什么肌肉。不过，郭敬明在微博上晒出半裸照的那一刻，大家发现自己错了，因为人人都看到了照片上的他有胸肌，并且轮廓分明。

胸肌不但得有，而且必须如铠甲般结实，这样结实的胸肌你可以在网坛名将身上看到。数次蝉联大满贯的费德勒、纳达尔，以及最近风头正劲的德约科维奇，都拥有着强壮、棱角分明的胸肌，因为只有发达的胸部肌肉才可能抵挡住一个个高速运转的网球，战胜对手。

我们的胸肌包括以下肌群：

我们的胸肌主要由胸大肌和胸小肌组成，其中胸大肌可以分为上、中、下三部分。胸肌位于皮下，扇形。胸大肌是人体最大的一块扇形扁肌，它覆盖了整个胸部。胸大肌的主要动作就是肩关节水平内收，其功能是使上臂向内、向前、向下和向上，或者使臂膀向内旋转。胸大肌从锁骨、胸骨和肋骨开始到肱骨结束。

胸肌通过提肋可辅助呼吸，胸大肌、胸小肌同时收缩可以增加呼气速度，可见，发达的胸肌可使呼吸更为顺畅。

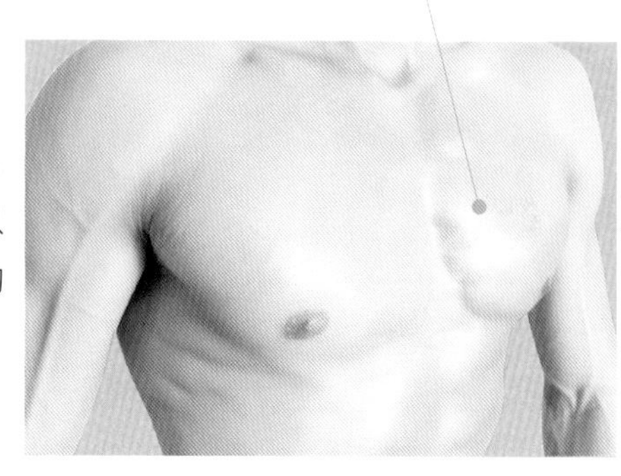

胸部检测

你的胸围是否达标

正常男性的胸围标准应该是：胸围 = 身高 ×0.48，即如果你的身高是180 厘米，那么标准胸围应该是 86.4 厘米。当然，胸肌发达的男士，他的胸围肯定大于这个数值。

健硕的胸肌，加上棱角分明的线条

若要男性的胸部透出性感，就必须在饱满厚实之余，突出胸肌的线条感和轮廓感，不能太过圆润，而应该看起来棱角分明，如铠甲般宽厚、结实。

胸部伤不起，消脂刻不容缓

胸部肥大，穿不出款型

胸部太过肥大、松垮，为了掩饰硕大的身型，每次选择衣服时，这些人都只能选较为宽松的衣服，紧身衣、修身衣都不能穿，任何衣服穿在身上都没有时尚感。

胸部太过肥大，走路时极不自然

胸部长满赘肉后，感觉上身变重了，走路时胸部还微微抖动，极其不舒服、不自然，都不敢抬头走路了。

胸部特别容易出汗，尤其在夏季

一到夏天，胸部就涔涔往外冒汗，弄得上衣湿漉漉的，很难看。他们平时只能穿稍厚的衣服或者深色衣服才能遮住汗渍。

平躺哑铃飞鸟——扩展胸大肌

训练次数和组数
每组做12~15次，
共做3~5组。

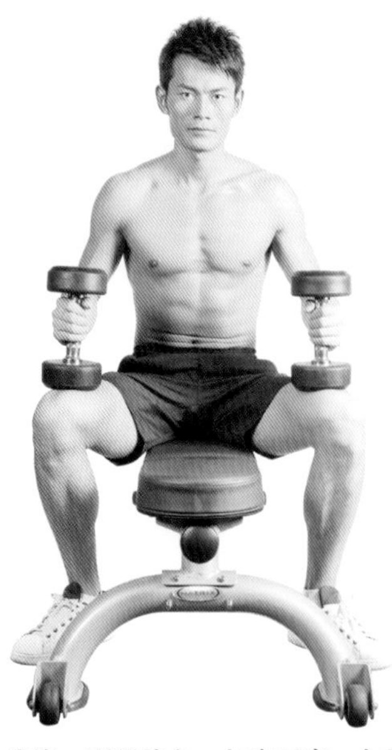

功效导航

● 针对胸部外侧的肌肉进行锻炼，能够增加胸大肌的面积，让胸部变得更加紧实、宽厚。

● 对手臂及三角肌也进行了锻炼，能够消除手臂和肩部脂肪，增强手臂和肩背的力量。

01 坐姿，两腿跨立，与肩同宽，与臀部组成一个三角支架固定身体。然后，双手握住哑铃将它放在大腿上，腰背挺直，目视前方。

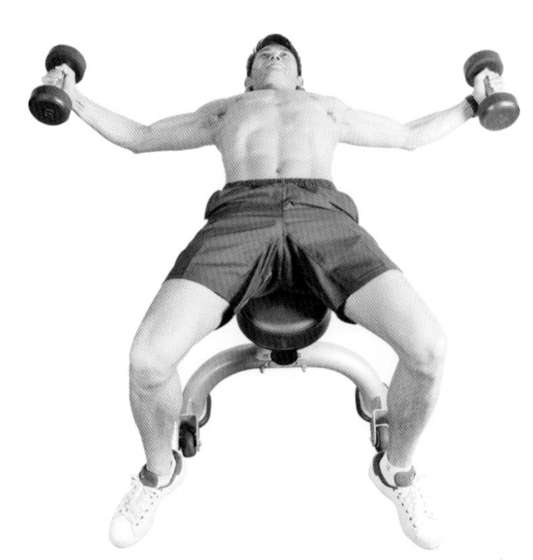

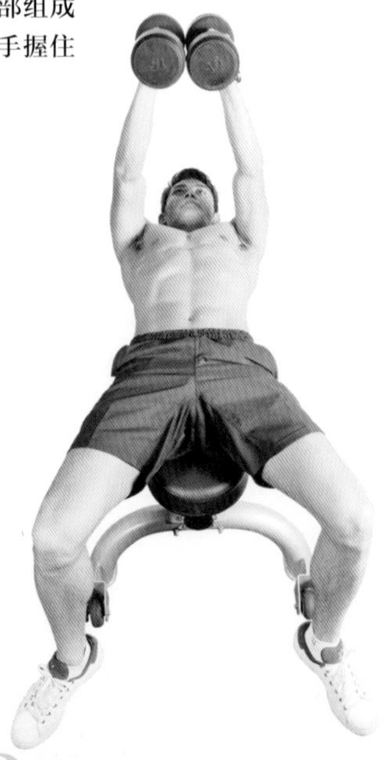

02 身体慢慢躺在椅面上，保持腰椎与椅面有一只手掌的宽度。双手握住哑铃慢慢展开，适当屈肘，短暂停留后，调整呼吸。

03 呼气，双手握住哑铃向上抬起后向中间靠拢，直至哑铃互相贴合，同时吸气，还原至起始处。接着，重复以上动作。

错误示范

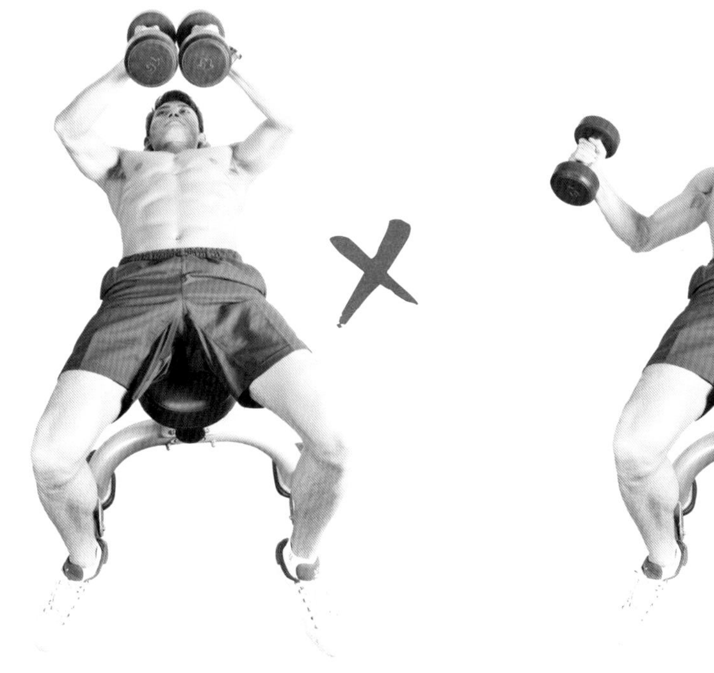

错误示范一

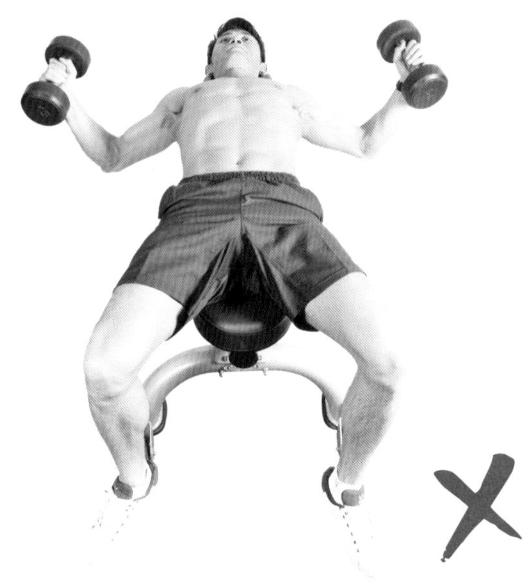

错误示范二

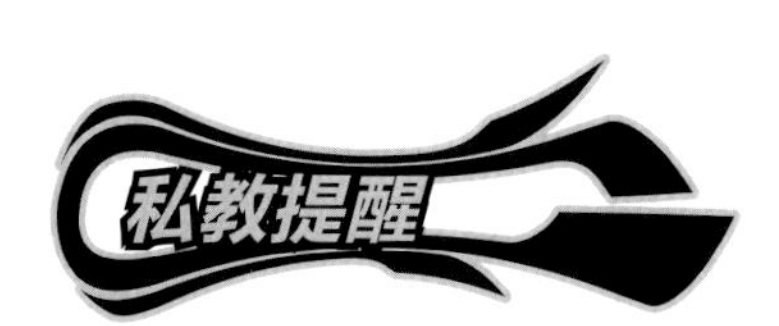

双臂张开或者收紧时，可以微屈手肘，但是幅度不能太大，这样会降低训练难度，进而影响运动效果。

型男课堂

除了能矫正视力，适合的眼镜也可以更好地彰显男性魅力。传统的大边胶框眼镜是一部分追求古典气质男士的最爱；而新近流行的半片型眼镜，则以新颖造型让男人显得睿智且温文尔雅。黑框眼镜则是既文雅又时尚的百搭饰品，它还能起到遮掩黑眼圈的功效，许多明星都对它爱不释手。

眼镜的形状和大小还能起到修饰脸型的作用，因此，在挑选眼镜框时一定要让眼镜与你的气质和脸型相得益彰，千万不能让它成了“败笔”。

上斜哑铃扩胸——让胸部更加宽阔

训练次数和组数
每组做12~15次，
共做3~5组。

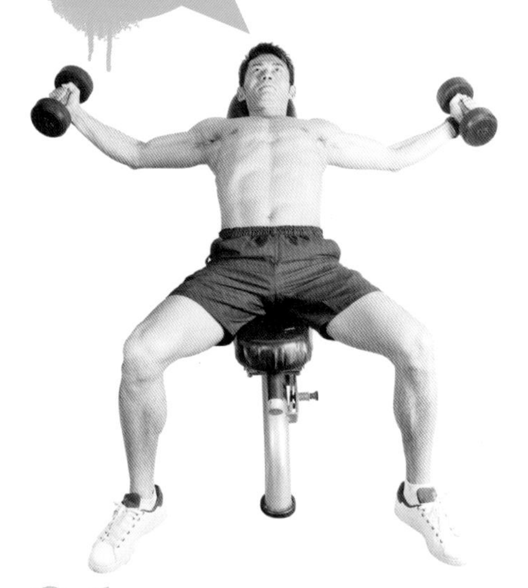

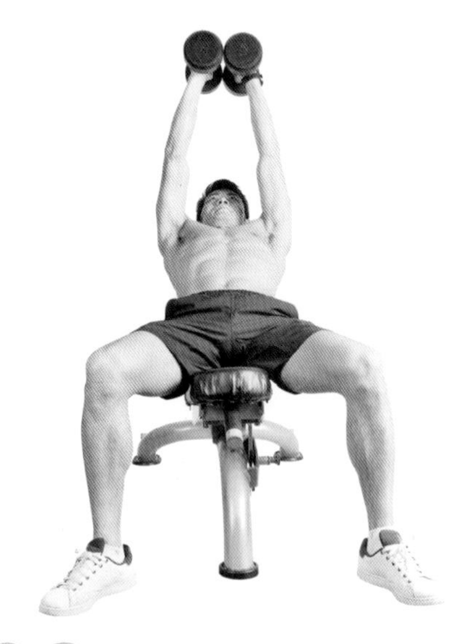

01 坐姿，身体斜倚在椅背上，背部贴紧椅背，保持腰椎与椅背间有一只手掌的宽度。同时双手握住哑铃，双臂微屈肘后张开，短暂停留后调整呼吸。

02 呼气，双手慢慢向上抬起至双手伸直、哑铃贴合为止，同时吸气，还原至起始处。接着呼气，重复以上动作。

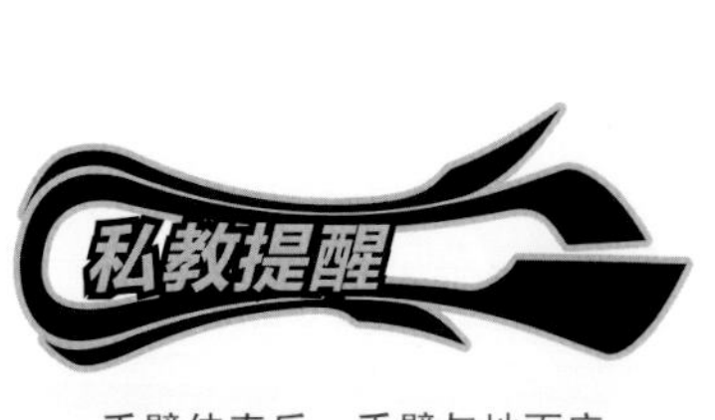

手臂伸直后，手臂与地面应该保持垂直关系，这才能较好地锻炼到胸部上束肌肉。

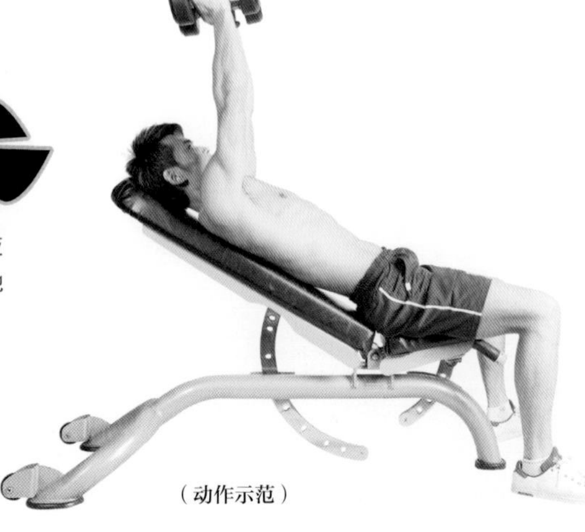

（动作示范）

功效导航

● 主要运动胸大肌上束，能够在消去胸部脂肪的同时，使胸大肌上束的肌肉变得紧致、健硕，达到让胸部挺拔的效果。

● 改善胸部松垮，让胸部更加紧实。燃烧手臂脂肪，让手臂更加结实。

错误示范

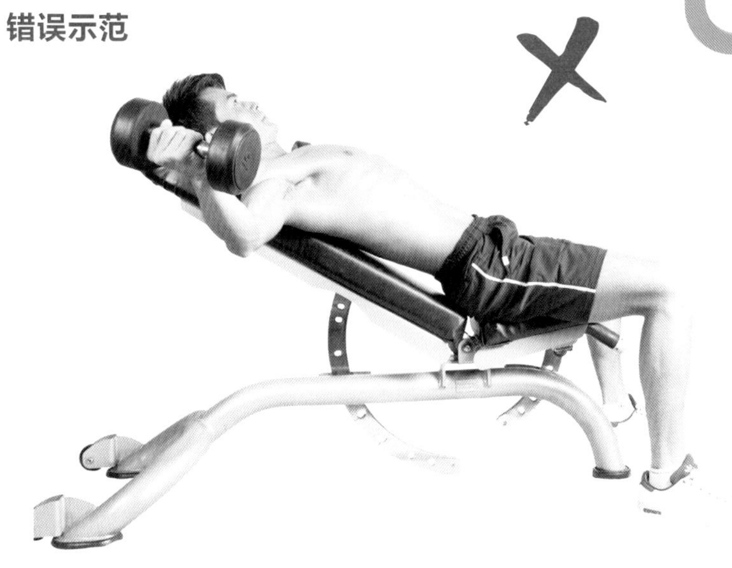

同平躺哑铃飞鸟一样，双手屈肘的幅度不要太大，否则会降低运动效果。

型男课堂

牙齿保护，除了养成早晚刷牙、饭后漱口的习惯外，平常还应少用牙签剔牙，因为经常剔牙会增大牙齿之间的缝隙，影响牙齿生长。应选用软毛或中毛牙刷，刷牙时应上下刷，这样能够保护牙齿表面，有效剔除牙缝内的食物残渣。刷牙时还应顺带用刷毛刷一下舌面，保持舌苔的干净，这样才能保证我们刷完牙后拥有清新的口气。此外，平常应少抽烟，香烟中的一些成分容易破坏牙齿表面，改变牙齿色泽。

平躺杠铃推举——消除胸部脂肪

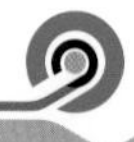

训练次数和组数
每组做12~15次，
共做3~5组。

功效导航

● 主要的锻炼部位是胸大肌，能够有效消除胸部的多余脂肪，改善胸部松垮问题。

● 运动上臂肌肉，经常练习能够消除手臂赘肉，达到紧致手臂肌肤、增强手臂力量的效果。

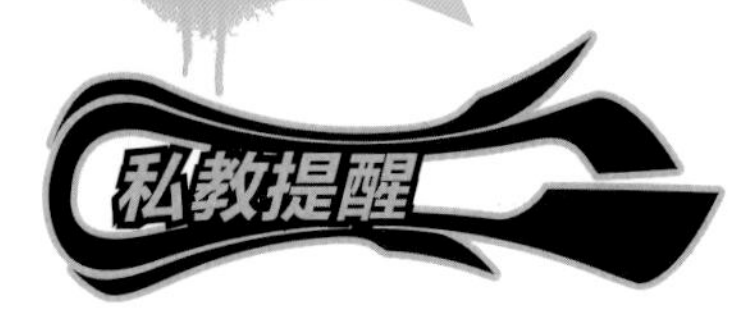

1. 在推出杠铃的同时，胸腔应该打开，胸部上挺，这样才能保证有效地锻炼胸肌。

2. 平躺在椅面时，要始终保持腰部与椅面间有一只手掌的间隔，这才不会对腰椎造成压迫。

3. 可将平躺杠铃推举改为上斜哑铃扩胸，效果同样显著。

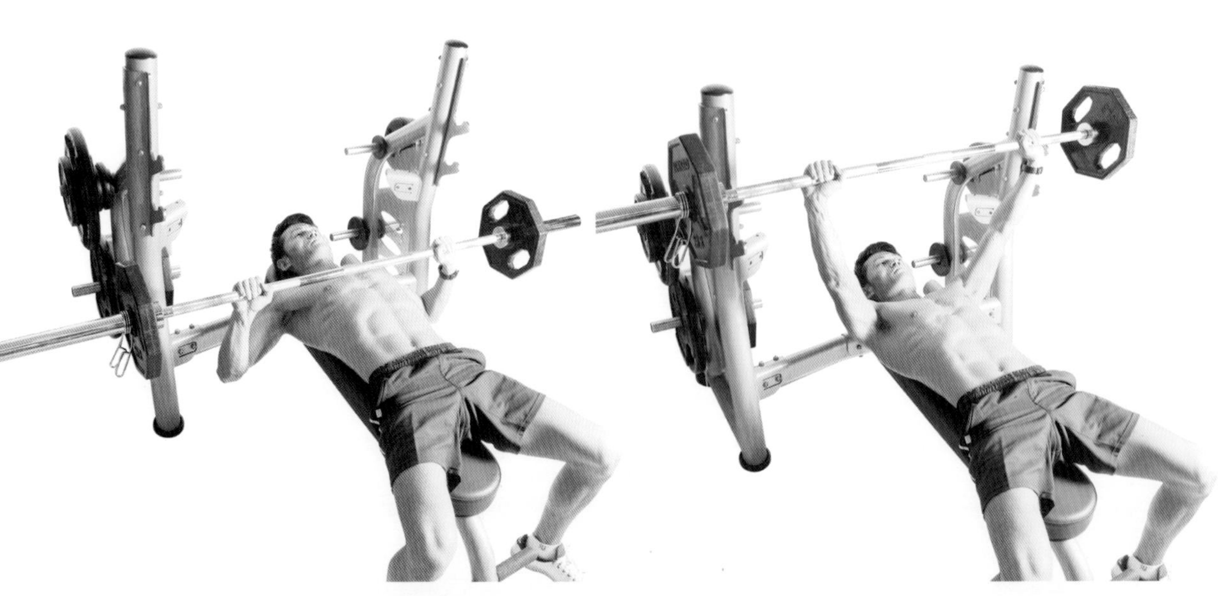

01 身体仰躺在杠铃椅面上，肩背贴紧椅面，腰部与椅背保持一只手掌的距离。然后两脚分立，与臀部组成一个三角支架固定身体。双手等距握住杠铃杆，将杠铃贴向胸部至与胸部保持两只手指的宽度。短暂停留并调整呼吸。

02 呼气，双手用力抬起杠铃，直至双手伸直为止，同时吸气，还原。接着呼气，重复以上动作。

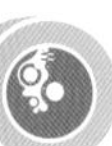

绳索大飞鸟——让胸肌更加坚实

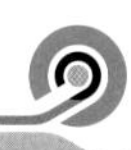

训练次数和组数
每组做12~15次，
共做3~5组。

功效导航

● 有效锻炼胸大肌，能够达到扩胸的效果；对于消除胸部脂肪很有帮助，能够让胸大肌更紧实。

● 雕塑胸肌线条，增强胸肌的轮廓感，让胸肌的棱角更加分明，给人一种力量感和强壮感。

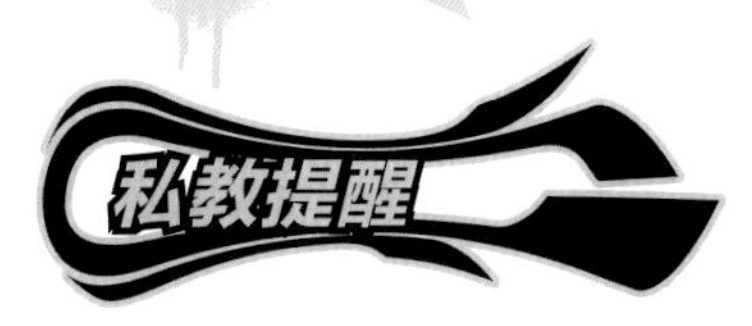

1. 在拉动拉环至双手贴紧时，固定拉环的绳索应该与前臂呈一条直线，这样才能保证好的拉伸效果。

2. 身体前倾的幅度不宜过大，前倾15°～30°为宜。

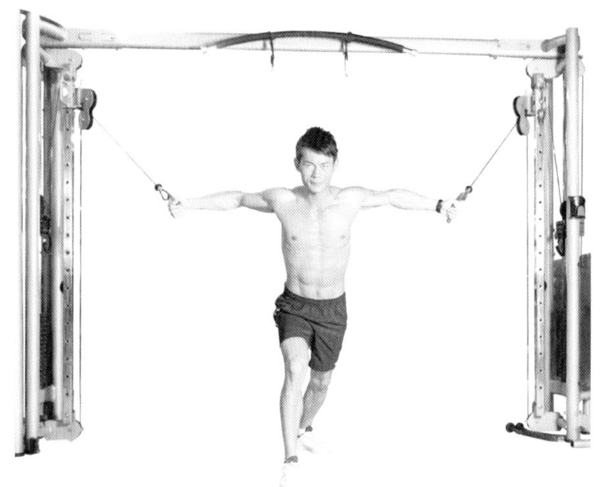

01 双腿屈膝前后站立，双手各握紧一个绳索上的拉环，微微屈肘，同时前倾身体。

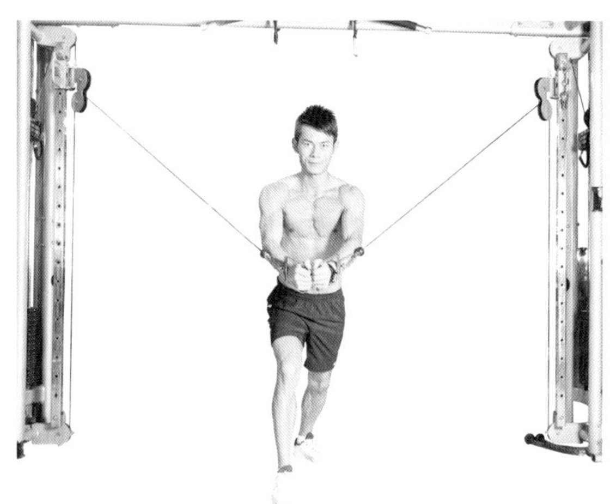

02 呼气，双手向前拉动拉环至双手贴紧为止。短暂停留后，还原至起始处，同时吸气。接着呼气，重复以上动作。

哑铃俯卧撑——改善胸部松垮

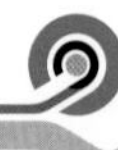

训练次数和组数

每组做12~15次，
共做3~5组。

功效导航

● 借助哑铃的高度，能够充分扩展胸大肌，改善胸型，同时进一步消除胸部上的赘肉。

● 在抵抗重力情况下锻炼，能增强胸部的承托力，对于防止胸部松垮、下垂大有帮助。

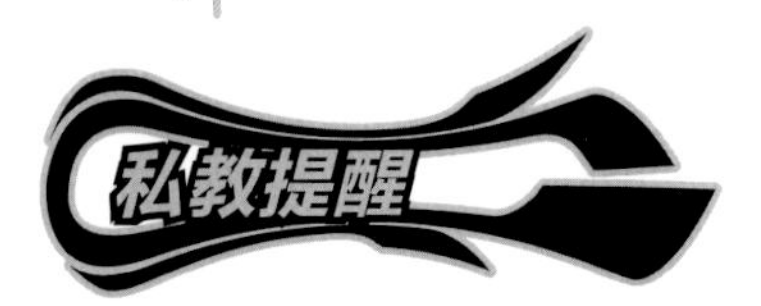

1. 哑铃摆放的位置应该基本处于胸大肌中束正下方，宽度应略小于两肩之距。

2. 身体在下沉时，一定要身体平直，不能塌腰，这样会对腰椎造成压迫。

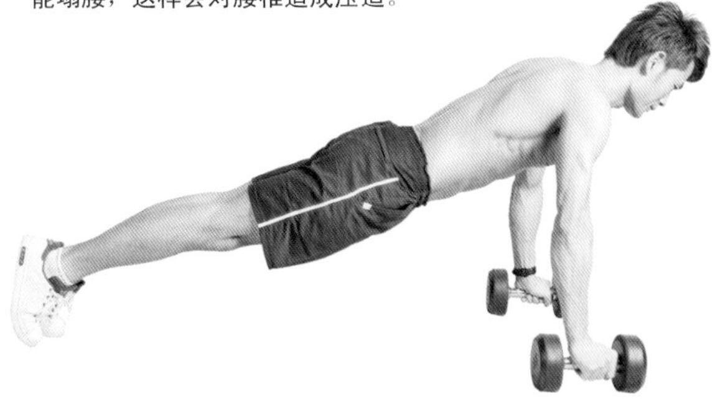

01 俯卧，双腿伸直，脚尖点地支撑身体，同时双手握住平放于两侧的哑铃，然后伸直并将身体撑起，使得身体与地面成一定度数的夹角，身体保持平直。

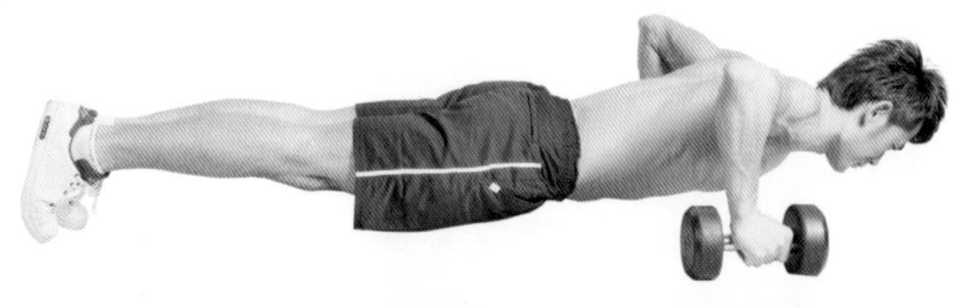

02 呼气，身体慢慢下沉至与地面保持一只手掌的间距。短暂停留后，手臂伸展，还原至起始处，同时吸气。接着呼气，重复以上动作。

型男课堂

衬衫是成熟男士的必备服装，如果想让它为你的外形加分，你就必须谨记这些：出席宴会、庆典等重要场合时，应选用黑白色系合成面料的衬衫，避免选纯丝或棉麻毛面料的衬衫，以免变形、发黄、起褶。日常工作场合搭配正式、精致一点的单色或条纹的衬衫即可，它们可以配出硬朗的形象。在家中穿着的衬衫可以从个性、舒适度、宽松等几个角度去挑选。

上斜哑铃推举——重塑健硕胸型

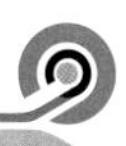

训练次数和组数
每组做12~15次，
共做3~5组。

功效导航

● 集中锻炼胸大肌上束的肌肉群，在消耗胸部脂肪的同时，能够让胸部变得更加挺拔，帮助改善胸型及胸部松垮等问题。

● 手臂持续运动、绷紧，能够快速消除手臂脂肪，改善手部肥大、紧实手臂线条，同时增强手臂力量。

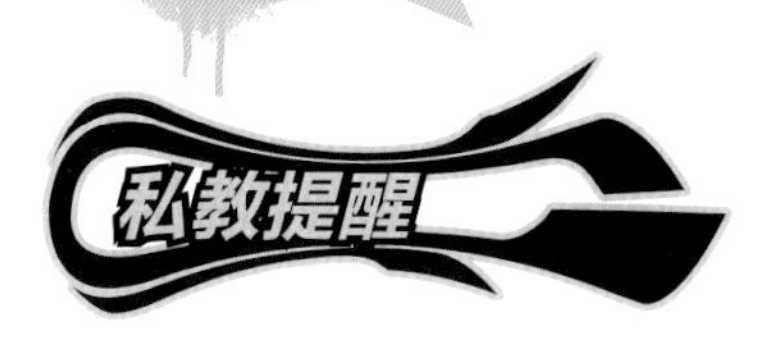

1. 手臂推举哑铃至伸直后，与地面应该保持垂直关系，而不应该向前或向后倾斜。

2. 背部要贴紧椅背，腰椎则应与椅背保持一只手掌宽度。

3. 可将上斜哑铃推举改为平躺哑铃推举，消脂、增肌功效同样显著。

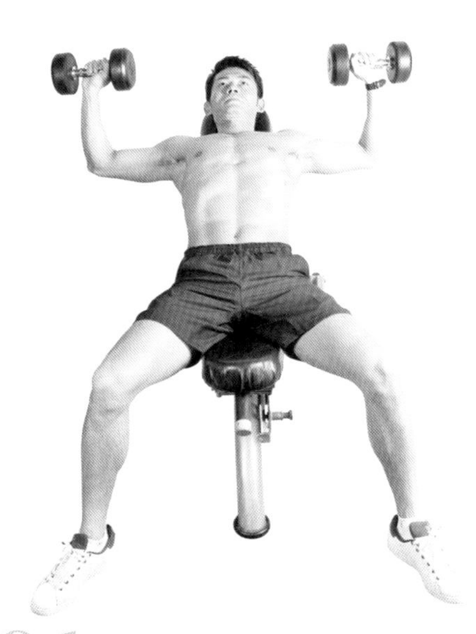

01 坐姿，两腿跨开，与臀部组成一个三角支架固定身体，背部贴紧椅背，腰椎与椅背保持一只手掌宽度的距离。双手握紧哑铃后，举起哑铃至前臂与地面垂直为止。

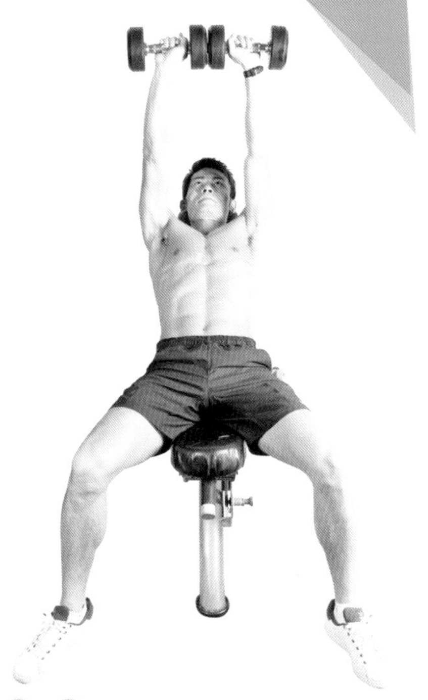

02 呼气，双手握紧哑铃上推至手臂微屈、哑铃面相贴，然后放下哑铃，还原至起始处，同时吸气。接着呼气，重复以上动作。

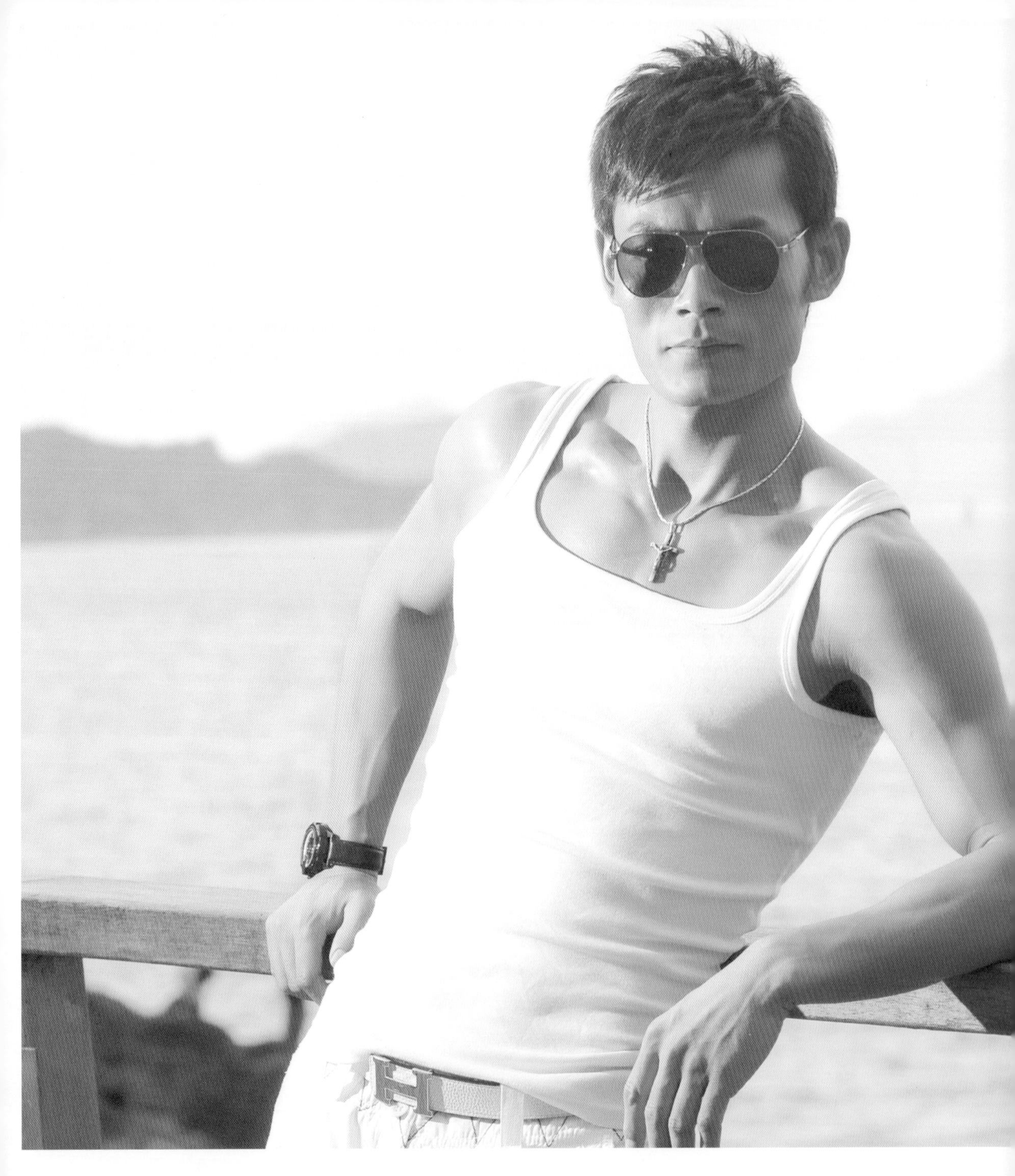

Eleven Effective Training to Shape the Arms

手臂常常与力量相提并论，
让人想到粗壮的手臂线条，
以及轮廓分明的肱二头肌、肱三头肌，紧实而圆润。

儿时，看到电视里大力水手波波吃完菠菜后手臂瞬时鼓起。
那一刻，我们激动无比，
并想着自己也能有一双那样的钢铁手臂。
但现实却是，手臂在“好逸恶劳”的生活中变得臃肿。

很多人常常羡慕健身房里肌肉发达的肌肉猛男，
于是迫不及待地想要练就胸大肌、背阔肌，却忘了锻炼手臂。
然而，健身就像建房，
根基早已决定了建筑物的高度，
没有紧实、强壮的手臂，
想要练就健硕胸肌只能是空想。
最重要的是，
手臂往往是最早暴露在外的，我们何必舍近求远呢？
不论是障眼，还是凸显身材，
练就一对刚强的手臂都是相当必要的。

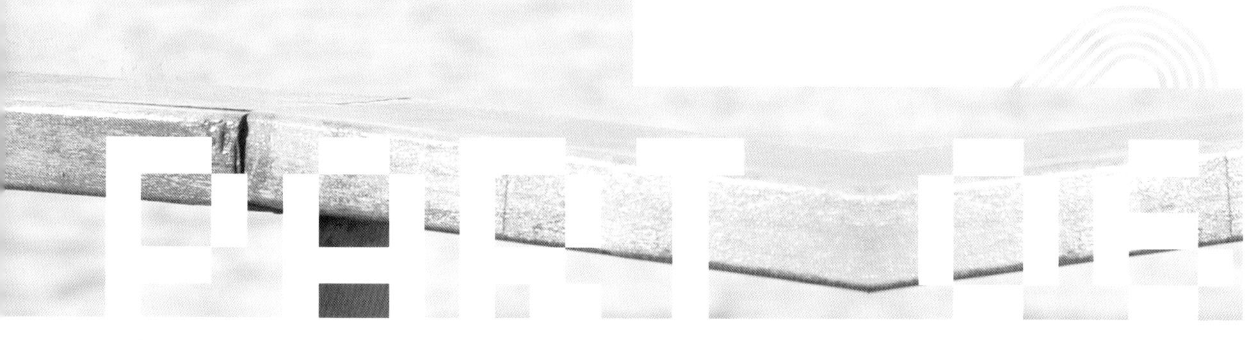

瘦臂11招，
重拾骄傲的钢铁手臂

健硕的手臂——力量的集结

拥有一双强健的手臂是许多男士梦寐以求的事儿，男士们羡慕阿诺 · 施瓦辛格的粗壮手臂，无论是肱二头肌，还是肱三头肌都那么完美，每个肌肉群饱满、厚实，犹如钢铁，坚不可摧。

史泰龙更是男士们心中的偶像，在《第一滴血》和《敢死队》中，每当史泰龙用强壮的臂膀扛起重型武器，与敌人格斗、厮杀的时候，手臂被刀割伤、混染着鲜血和油渍的时候，我们都会激动不已！那一刻，所有男性的热血都被调动起来了，斗志也在升腾着，大家都希望成为兰博与敌人厮杀，享受拳拳到肉时的酣畅淋漓。那种粗犷和血性让我们斗志激昂、汹涌澎湃，那是一股由内而外的男人味，浑然天成。

战争年代，手臂是战士最直接、最致命的武器；而在运动场上，手臂则是运动健儿致胜的关键之一。从李宁到杨威，各个臂力惊人，一双刚强的手臂，在赛场上动作自如、用双手“跳”出了一曲健与美的舞蹈。再看看林丹，那手臂灵巧、健硕，每次在发球时干净利落，劲道十足，让对手无法招架，一次次问鼎羽毛球赛冠军。

都市生活中没有了沙场厮杀的残酷，强健的手臂也渐渐退化了。男士们的手臂在整日的操作电脑中，变得臃肿、肥大不堪，最关键的是手臂没劲儿，甚至是随便搬一个电脑主机箱也会大汗淋漓、气喘吁吁。不只是力量的丧失，手臂因为缺少活动，导致血液循环减慢，手臂关节也变得僵硬了，没有了之前的心灵手巧，还会时常有酸胀感。这些问题已经无关强健和男人味了，因为它们已经阻碍到我们的正常生活。是时候觉醒了，我们要找回那双灵巧、结实的手臂！

我们的手臂肌肉包括：

臂部的肌肉组织数量多且分布复杂，主要由上臂肌群和前臂（小臂）肌群等组成。上臂肌群主要由前群的肱二头肌、肱肌等和后群的肱三头肌、肘肌等组成。肱二头肌有内、外两条肌肉，虽然较小，但是想要练到一定水平，

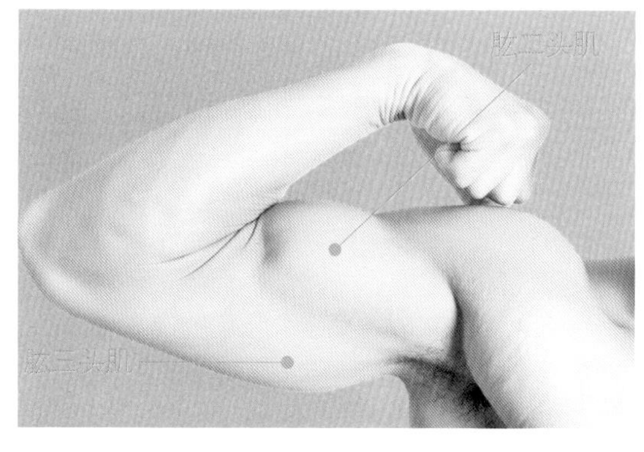

也必须进行大运动量的训练，在一定组数内尽量增大重量，这样才能最有效地增强肱二头肌，使之与其他发达肌群的比例更协调。肱三头肌由三块肌束组成，即长头、外侧头和内侧头。前臂肌群也有前群和后群之分。

手臂检测

你的手臂是粗了还是细了

除了三围，手臂也有一个标准的围度，上臂的测算标准是标准胸围 × 36%，如果你的胸围是 85 厘米，那么上臂围应该保持在 30 厘米左右。手臂肌肉发达者较之略粗。

臂力是否正常

手臂常常会因为缺乏锻炼而丧失臂力，很多人手臂尽管非常粗大，但是臂力却很小。测量臂力的最佳方式是弯举哑铃，175 厘米身高的男士能够弯举 10~15 千克的哑铃 8~10 次，这才算是强而有力的手臂。

有无发达的手臂肌肉

发达的手臂肌肉是很有雕琢感的，肱二头肌必不可少，而肱三头肌以及肱桡肌也应该非常发达，这样前后呼应下的手臂肌肉才会紧实、饱满，给人以力量感。

手臂有哪些问题

手臂太粗，不敢穿无袖衣

到了夏季，本该出来透透气的手臂，因为太过粗大而不敢示人，只能用短袖衫遮挡粗手臂，根本没勇气穿无袖衫或者背心出门。

手臂无力，拿不起重物

太久没有做运动了，粗大的手臂没有一点儿力气，以前能够搬动的重物，现在搬得气喘吁吁、大汗淋漓。

手臂肌肉经常会有酸胀感

手臂因为缺乏运动，手臂关节变得僵硬，血液循环也会放缓，手臂没有以前灵活了，时常会有酸痛感。

哑铃常规弯举——消减上臂赘肉

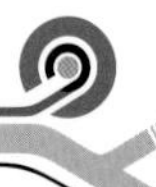

训练次数和组数
每组做12~15次，共做3~5组。

功效导航

● 哑铃常规弯举是最基本的哑铃训练动作，对于改善手臂粗大非常管用，能够快速燃烧手臂脂肪、紧实手臂肌肉。

● 有效锻炼肱二头肌，促进肱二头肌的生长，让手臂变得强壮、有力量。

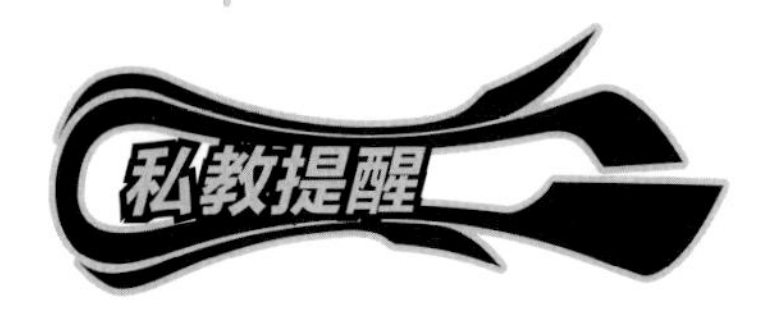

在弯举过程中，一定要沿着手臂的正直方向弯举，不能前后偏转，否则会削弱运动效果。

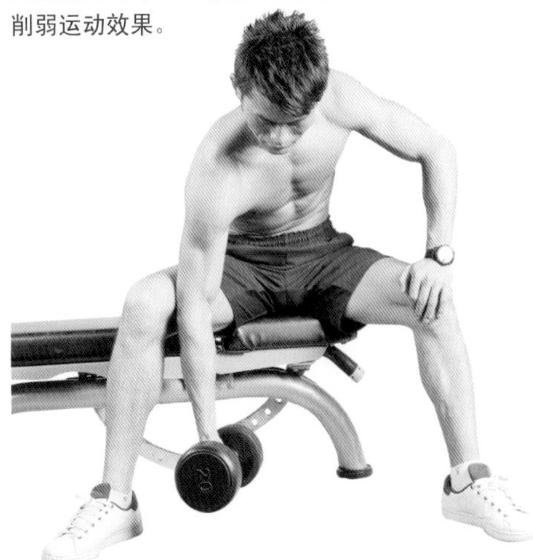

01 坐姿，两腿分立，右手提起哑铃，手肘顶住右侧大腿，身体前倾，左手扶靠在左腿上稳定上臂。

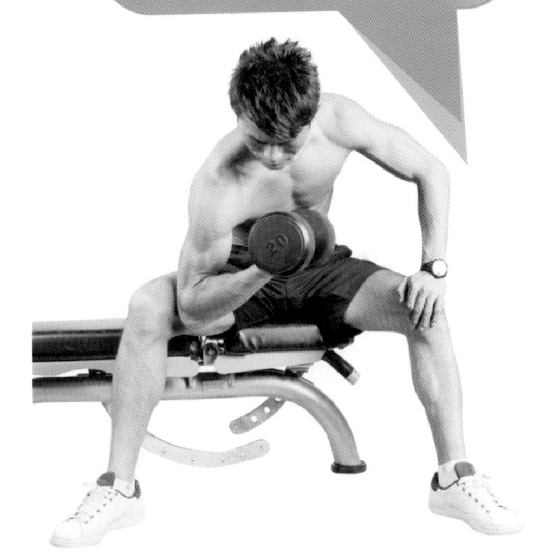

02 呼气，慢慢弯举哑铃至手臂夹紧。短暂停留后展开手臂，还原至起始处，同时吸气。接着呼气，重复以上动作。

型男课堂

领带是职场人士的必备饰物之一，作为服装搭配的必须元素，它往往能起到画龙点睛的作用。规则碎花领带，较为规则、严肃，比较适合性格老成的男士搭配；无规则碎花领带，活泼、不拘一格，适合与素色西服套装、单色西服套装搭配；粗纹线条领带，较为适合年轻且有魄力的男性或是沉稳老辣的中年男性佩戴；无规则色块领带，颇具自我风格，比较适合大方豪爽的男性佩戴；常春藤图案领带，带有浓厚学院派风格，能证明你的身份或是学识；具象图案的领带，能间接表达你所喜爱的人物、事件等内容。

哑铃单臂托举——精细雕琢肱二头肌

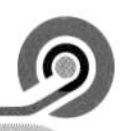

训练次数和组数

每组做12~15次，
共做3~5组。

功效导航

集中锻炼肱二头肌，让肱二头肌更加饱满、紧实，具有雕琢感，同时能够达到消除手臂赘肉、改善手臂粗大等效果。

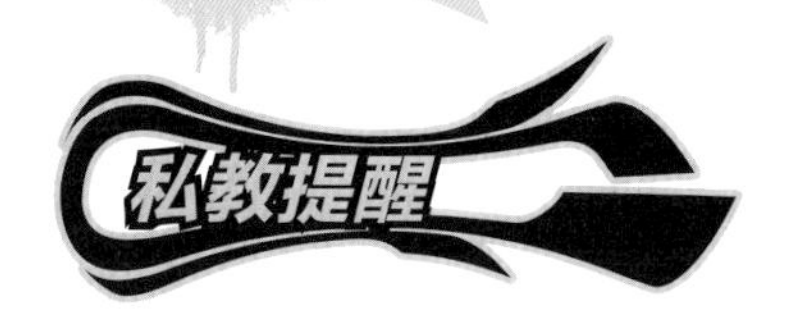

1. 手臂弯举时，手臂所在平面要与椅面垂直，不能向两侧偏转，以免影响运动效果。

2. 在弯举时，肱二头肌一定要充分收紧，这样能更有效地达到增肌的目的。

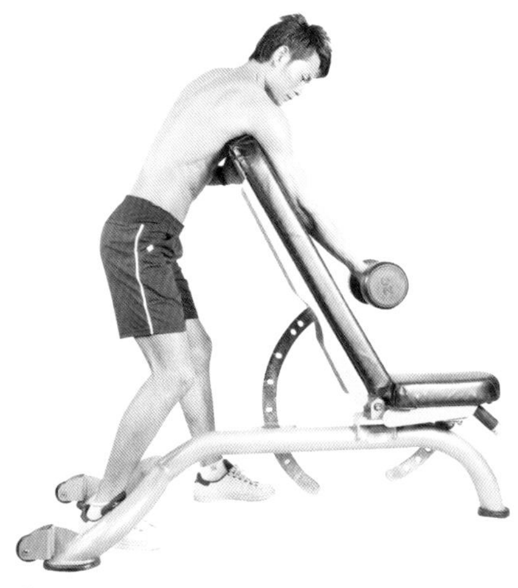

01 双腿一前一后站立，身体前倾靠向椅背，右手握住哑铃伸直贴向椅背，并用腋窝夹紧，左手扶靠椅背边沿。

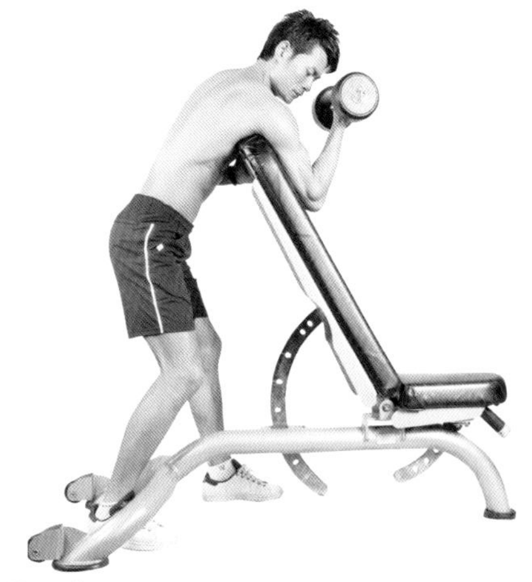

02 呼气，右手握紧哑铃，慢慢弯举至手臂夹紧为止。短暂停留后手臂展开，还原至起始处，同时吸气。接着呼气，重复以上动作。

型男课堂

男生需要有几双鞋用来换着穿？一些业界人士认为，一个成功男士至少需要5双皮鞋：2双休闲皮鞋、3双正装皮鞋。2双休闲皮鞋用来搭配休闲装，3双正装皮鞋用来搭配西装。此外，如果穿运动装时还要另外准备一双运动鞋。日常一双鞋穿一天至少得放上两天再穿，以风干水汽、汗液等。因此，如果你希望自己每天都神采奕奕，拥有5双鞋是必须的。

杠铃弯举——让肱二头肌更饱满

训练次数和组数
每组做12~15次，
共做3~5组。

功效导航

● 较之哑铃弯举，杠铃弯举的特点是用力更加均衡，重量更大，训练效果也更好。

反复对肱二头肌进行刺激，除了让肱二头肌变得紧致外，还能增大肱二头肌，让肱二头肌更加紧实、饱满。

● 对于收紧手臂线条，消除手臂赘肉，改善松垮、无型状况很有帮助。

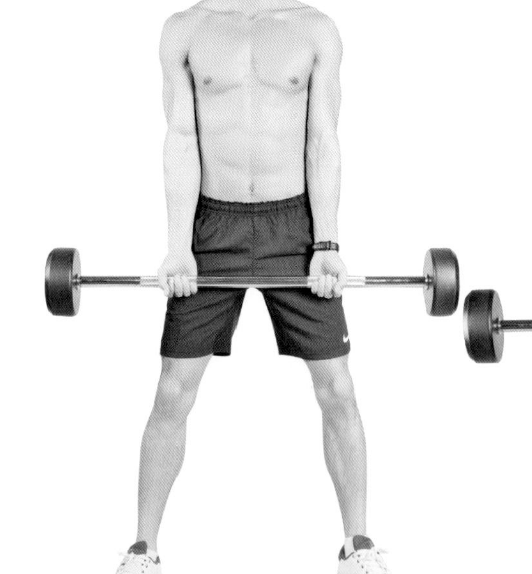

01 两腿分立，与肩同宽或略宽，双手等距握住杠铃杆，双手间距与肩同宽，拳心朝前。

02 呼气，手臂慢慢向上弯举杠铃至手臂夹紧为止。短暂停留后，手臂慢慢展开还原至起始处，同时吸气。接着呼气，重复以上动作。

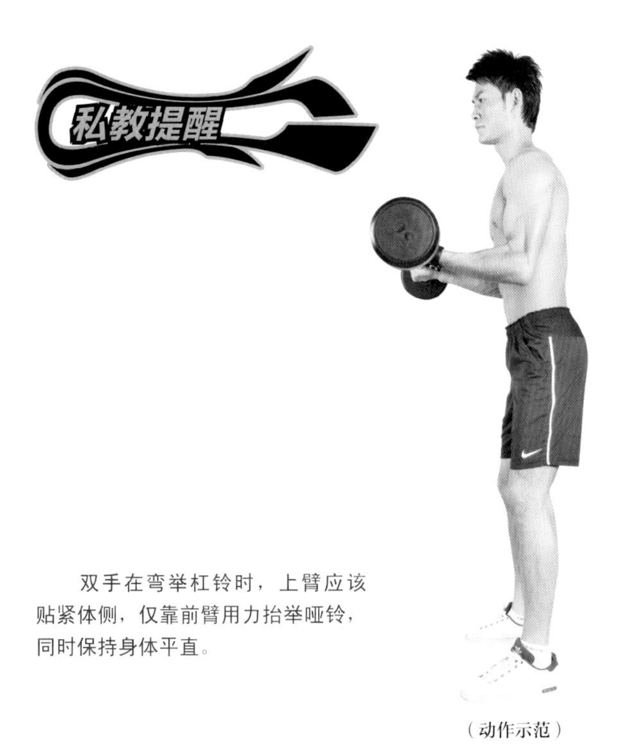

私教提醒

双手在弯举杠铃时，上臂应该贴紧体侧，仅靠前臂用力抬举哑铃，同时保持身体平直。

（动作示范）

★ 增肌小课堂——肱二头肌

肱二头肌是男性力量的象征，也是我们在健身、减肥时最先锻炼的肌肉群，它能增加手臂的围度，让我们的手臂变得坚实、有力，还能防止肘关节的损伤。

肱二头肌属于小肌肉群，因此在锻炼手臂时要注意把握好哑铃或杠铃的重量，以能连续做10个为宜，防止器械过重拉伤肌肉。

阿诺·施瓦辛格的肱二头肌被很多人称赞，他的锻炼方法非常值得我们学习。阿诺通常会将对肱二头肌的锻炼放在肩背练习之前，以保证能够有充沛的体能去锻炼手臂。练习时，他不会一直重复某个动作，而是会做很多不同的动作。这样做是为了保证能够从不同的角度去刺激肱二头肌，促进肱二头肌的生长。此外，阿诺还会每周抽出一天时间单独锻炼手臂，用来细化和雕琢肱二头肌的线条。

错误示范

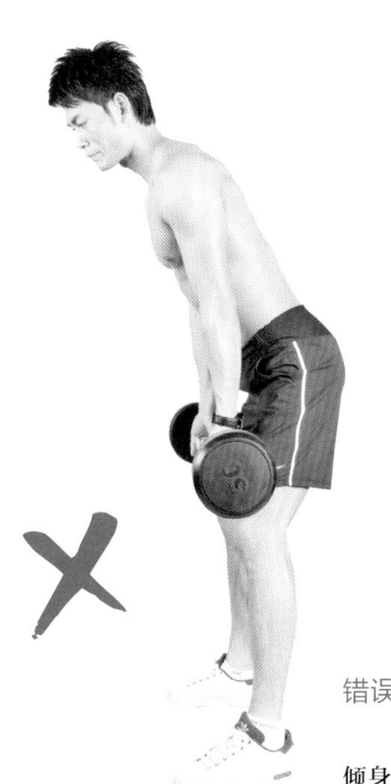

错误示范一

弯举杠铃时，切忌前倾身体，否则会损伤腰椎。

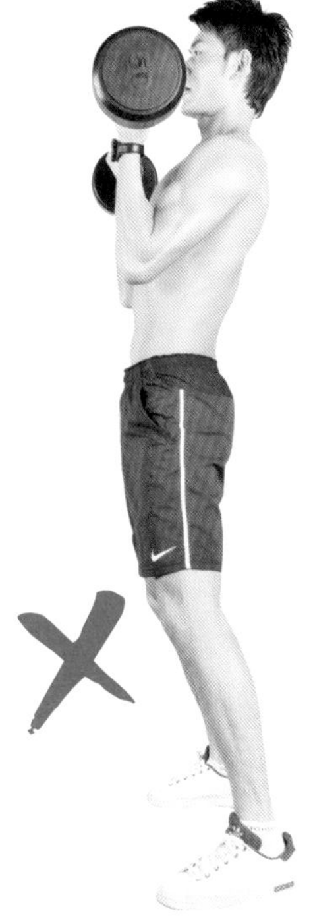

错误示范二

弯举杠铃时，即使感觉杠铃太沉，也不能为了弯举杠铃而后仰身体，这样除了难以达到运动效果，还会损伤腰椎。更重要的是，这样会影响身体平衡，严重时造成杠铃随着身体向后倒。

器械托举——紧实手臂肌肉

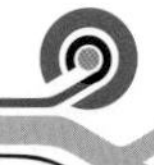

训练次数和组数
每组做12~15次，
共做3~5组。

功效导航

● 同其他弯举动作一样，器械托举主要锻炼的也是肱二头肌，能够有效消除手臂赘肉，让手臂变得紧实。

● 窄握与宽握不同的是，窄握除了锻炼肱二头肌，对于手臂外侧的肱桡肌也有锻炼效果，能让小臂的线条更加分明。

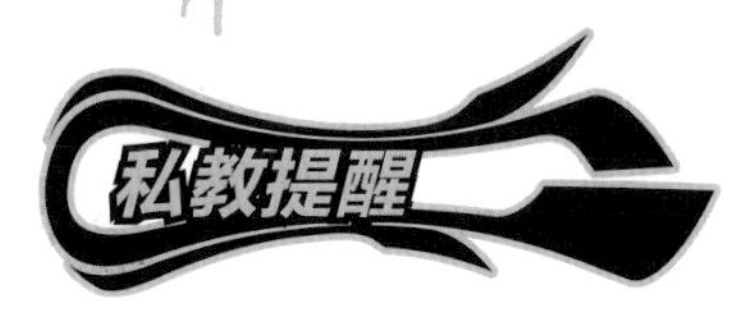

1. 器械托举动作简单，较易掌握，只需注意腋窝卡紧靠垫，头部微微抬起即可。

2. 器械椅旁边有砝码，练习者可以根据个人条件和需要调节砝码重量。

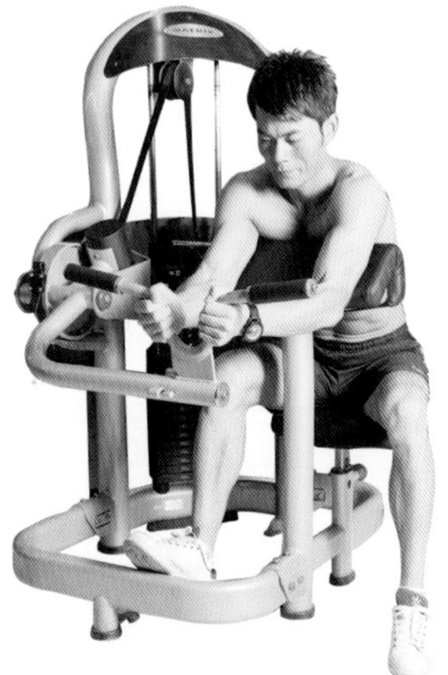

01 坐姿，双腿跨开，与臂部成三角支架固定身体，手臂放在器械椅的靠垫上，并用腋窝夹紧靠垫，同时双手握住器械上的把手。

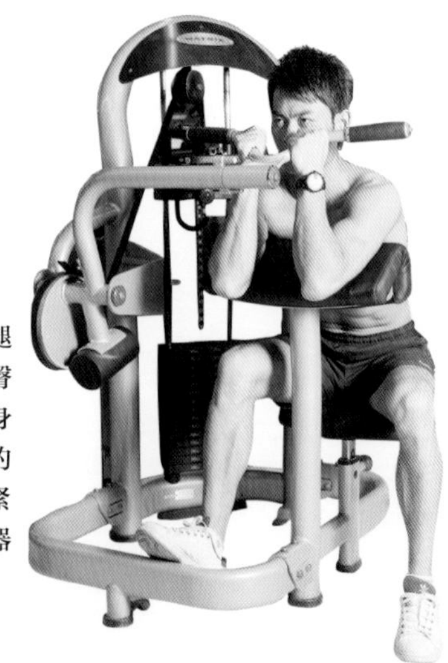

02 呼气，双手握紧把手弯举至手臂夹紧为止，短暂停留后放松、还原，同时吸气。

型男课堂

如果因为不当的祛痘方式导致脸上留有难看的疤痕，在痘疤生成的时间不超过半年时，我们可以自制一些面膜来改善面部疤痕。将蜂蜜、维生素E、蛋清、珍珠粉按一定的比例调配好，敷在脸上，15～20分钟后清洗面部即可。一段时间后，你会发现面部肌肤有了明显的改善。另外，还可以到超市去购买一些专业的祛痘印产品，对祛疤也有一定的帮助。

俯身臂屈伸——消减手臂后侧脂肪

训练次数和组数
每组做12~15次，
共做3~5组。

私教提醒

1. 在运动时，要注意动作到位，手臂不能前后偏转，一定要垂直向后摆臂。

2. 握铃的手臂后摆伸直后，手臂应适当屈肘，不用过分伸直，否则会给肘关节造成负担。

功效导航

有效锻炼肱三头肌，除了能够消除上臂后侧脂肪、紧实手臂线条，还能凸显肌肉轮廓，让手臂更加强壮和有力量感。

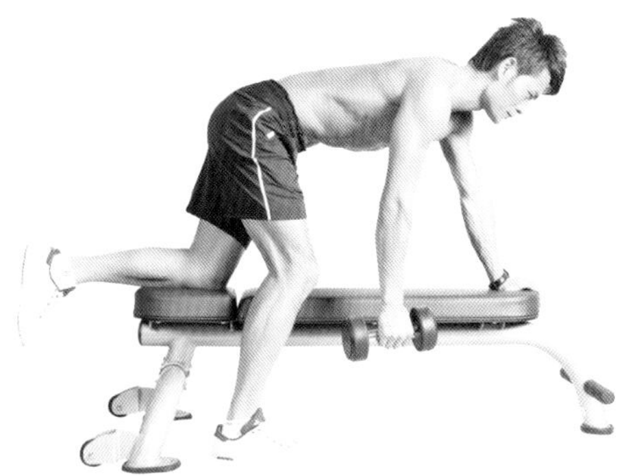

01 左腿跪姿、左手伸直扶靠在椅垫上，右腿屈膝站立，右手单臂握铃自然垂放；同时保持腰背平直，调整好呼吸。

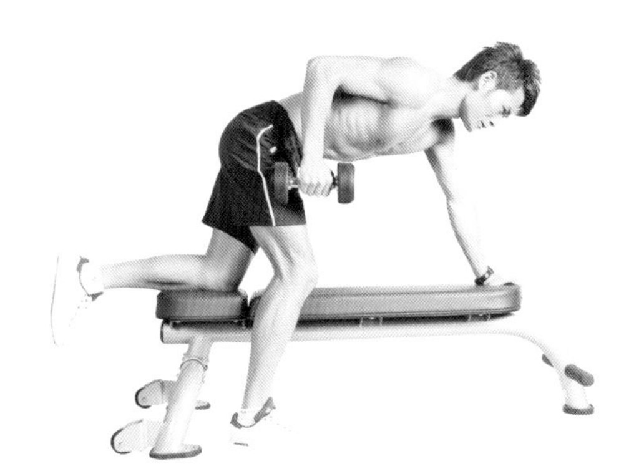

02 呼气，右手握紧哑铃向上抬起，至前臂与地面垂直、与上臂成90°为止，短暂停留、放松，同时调整呼吸。此为初始动作，以后每次动作还原至此。

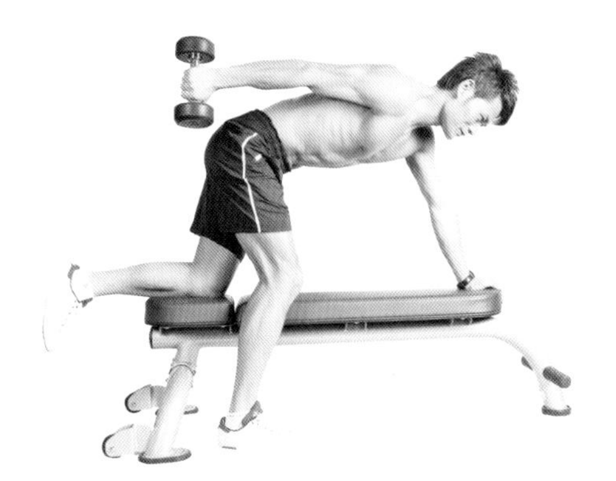

03 呼气，握紧哑铃继续上提至手臂伸直、且与地面平行为止。短暂停留后，还原至起始处，同时吸气。接着呼气，重复以上动作。

窄距俯卧撑——改善手臂粗大

训练次数和组数
每组做12~15次，
共做3~5组。

功效导航

● 主要锻炼的肌肉群是肱三头肌，能够有效增强手臂力量，消除手臂脂肪，促进手臂后侧肌肉生长，让手臂线条更加紧实。

● 肩背肌肉在运动过程中充分绷紧，不仅能消除肩背多余的脂肪，对于扩展肩背线条、紧实肩背肌肉都有较大帮助。

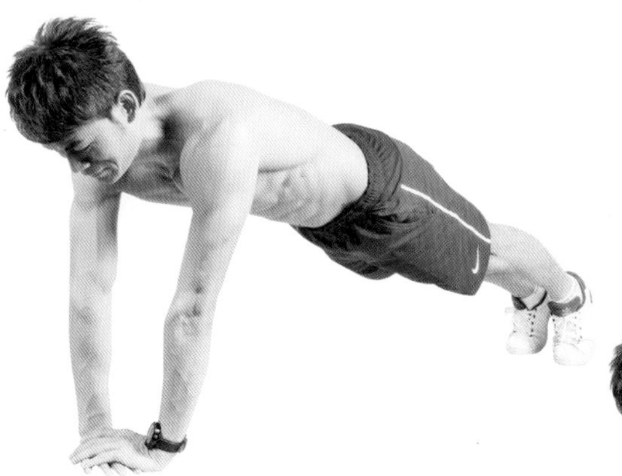

01 俯卧，双腿并拢，双手交叠在一起，同时手臂伸直后，将身体撑起，保持身体平直，腹部微收。

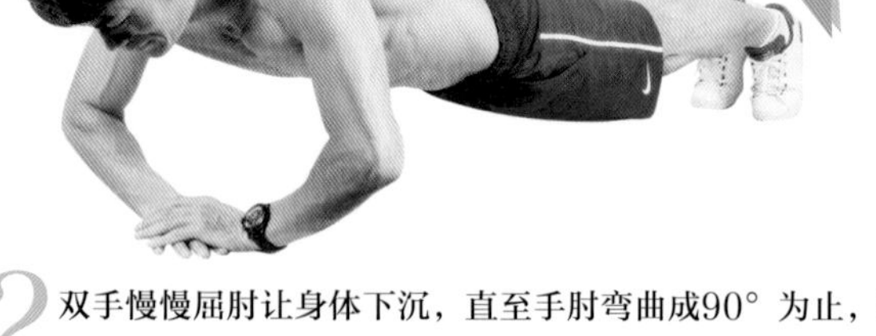

02 双手慢慢屈肘让身体下沉，直至手肘弯曲成90°为止，短暂停留后调整呼吸。此姿势为起始动作，此后每次动作完成后还原至此。呼气，双手用力慢慢抬起身体至手臂伸直为止，短暂停留后，还原至起始处，同时吸气。接着呼气，重复以上动作。

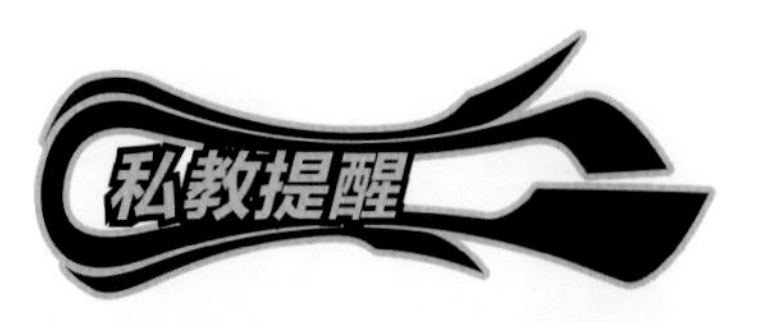

1. 窄距俯卧撑对腰腹力量及手臂力量的要求比较高，在运动中要始终保持腰背平直，很多男士如果腰腹力量不足，就容易出现塌腰的现象，这样做不仅动作错误，还会对腰椎造成极大压迫。个人要结合自身条件去把握，千万不可勉强。力量不足者可在他人的帮助下练习，或改换动作加以练习。

2. 窄距俯卧撑难度是随着手掌间距变大而递减的，双手互相叠合在一起时，难度最大。

错误示范

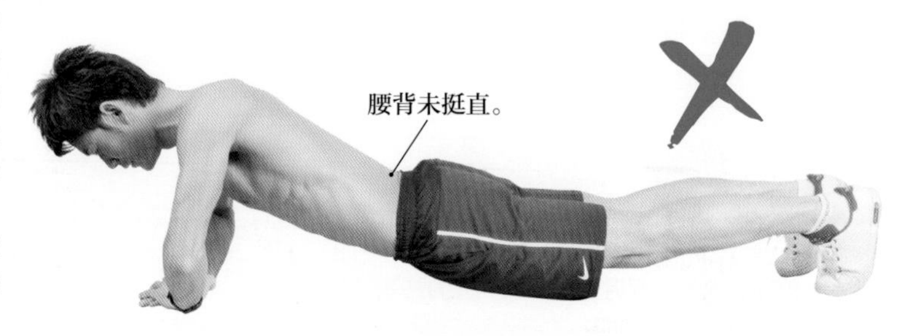

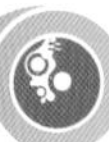

屈臂下压——收紧上臂线条

训练次数和组数

每组做12~15次，
共做3~5组。

功效导航

● 主要锻炼的是肱三头肌和手臂两侧的肌肉，对于消除手臂赘肉、改善手臂粗壮、紧实手臂线条都很有帮助。

● 有效锻炼肩关节，能够改善肩部酸胀、活动肩关节。

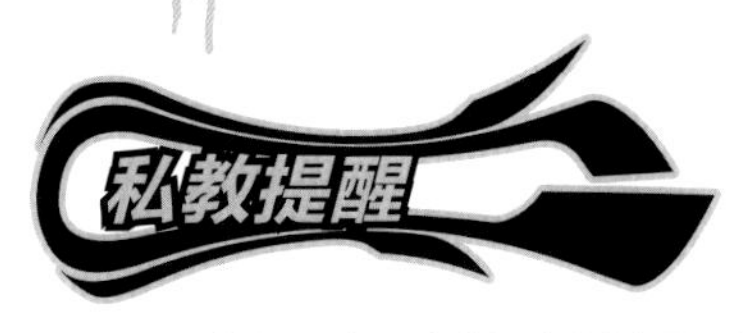

1. 双腿屈膝跨立时，膝盖的水平位置不能超过脚尖。
2. 在手臂下拉时，上臂尽量避免前后摆动，始终以前臂作为主动肌。
3. 身体前倾角度不能太大，尽量维持在15°～30°，这能较好地保证身体平衡。

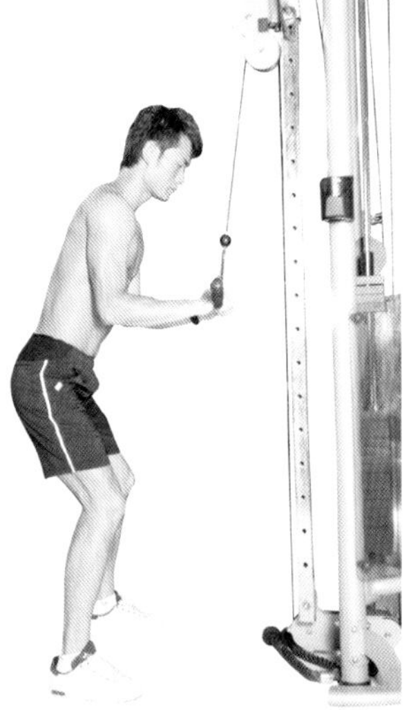

01 双腿屈膝跨立，略宽于肩，上身前倾15°，双手屈臂握紧拉杆，保持腰背平直。

02 呼气，双手慢慢用力下拉拉杆，至前臂与上臂呈直线且与地面垂直。短暂停留、放松，同时调整呼吸。此为起始动作，之后重复以上动作。

型男课堂

矿物质铬是运动健身中不可或缺的营养元素，它有助于促进胆固醇的代谢，增强机体的耐力，在一定条件下还可以促进肌肉的生成，避免多余脂肪的堆积。中年男士一天至少需要50微克的铬，体能消耗较大的男士则需要100～200微克的铬。如此剂量的铬是很难完全从食物中获取的，因此建议男士们服用含铬的药物制剂，如复合维生素和矿物质。另外，很多男士都喜欢喝啤酒，其实啤酒中铬的含量也相对较高，所以男士们也可以通过喝点啤酒补充矿物质铬。

拉索伸展——增强手臂雕塑感

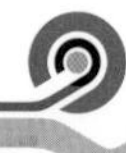

训练次数和组数
每组做12~15次，共做3~5组。

功效导航

有效锻炼肱三头肌外侧肌肉，消除手臂外侧赘肉，凸显肱三头肌，改善手臂线条，让手臂更加健硕，有雕塑感和力量感。

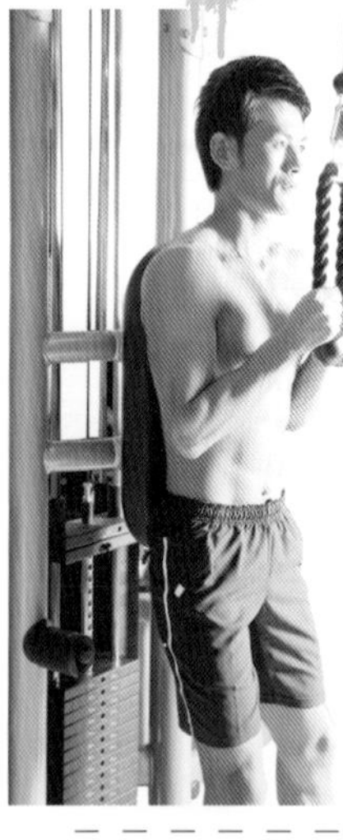

01 站姿，双手紧握拉绳两端，背部贴合在靠垫上，腰部与靠垫保持一个手掌的宽度。调整呼吸。

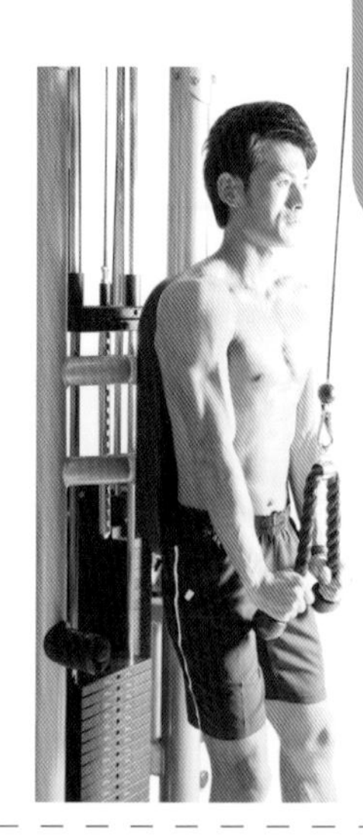

02 呼气，双手慢慢用力下拉绳索至手臂伸直的位置，短暂停留后，还原至起始处，同时吸气。接着呼气，重复以上动作。

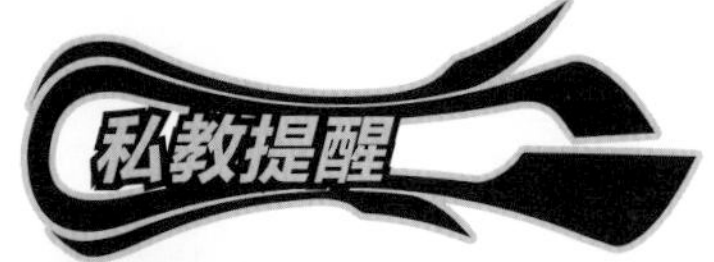

错误示范

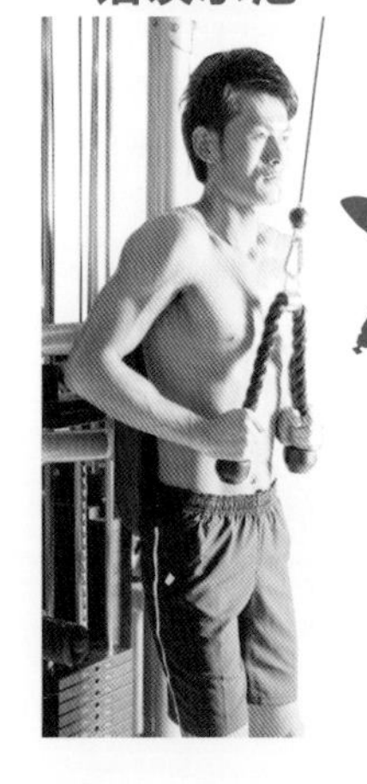

错误示范一

双手用力下拉绳索时，上臂应尽量夹紧体侧且与地面垂直，避免前后摆动。

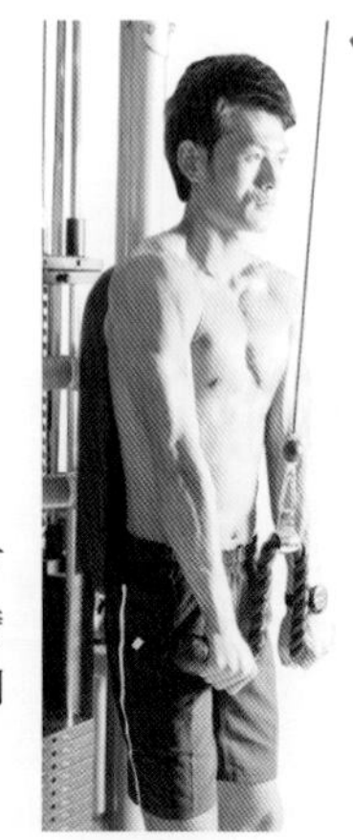

错误示范二

手臂在用力下拉绳索的过程中应始终掌心朝内，而不能旋转手腕，使得掌心朝下，这不仅会扭伤腕关节，还会影响手臂肌肉的雕塑。

型男课堂

矿物质锌对男性至关重要。它可以保证男性的性能力，还能提高人体的免疫力。运动量大的男士，建议保持每天摄入13毫克的锌，不经常运动的男士每天只需要摄入10毫克即可。不过，我们日常锌的摄入量应低于15毫克，因为过量摄入锌会影响体内其他矿物质的吸收与作用。日常通过食用如下食物来补充锌，如瘦肉、动物内脏、贝壳类海产品、大豆等。

单臂颈后臂屈伸——让手臂更加健硕

训练次数和组数

每组做12~15次，
共做3~5组。

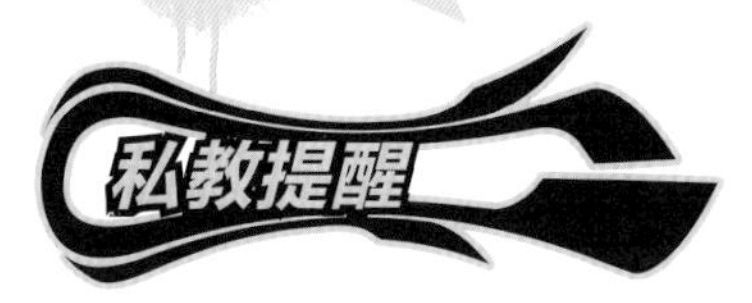

1. 手臂在屈伸时，上臂应尽量避免用力和移动，仅靠前臂将哑铃推举和放下，才能让手臂肌肉得到充分锻炼。

2. 在运动过程中切忌颔首、缩颈，这些都会造成肌肉的紧张，还可能拉伤肌肉。

功效导航

● 充分锻炼肱三头肌及其内侧肌肉，能够消除手臂内侧脂肪，增强手臂力量，让手臂更加紧实、健硕。

● 对三角肌也有很好的锻炼效果，紧实肩部肌肉，让肩部更加挺拔。

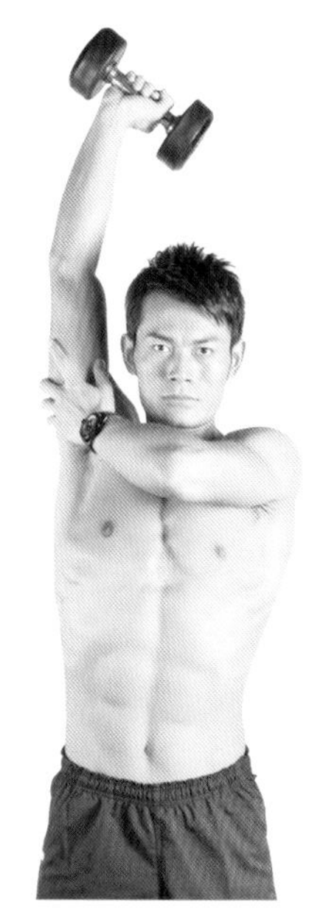

01 站姿，双腿跨立，略宽于肩，右手握紧哑铃举起至头部右侧，手臂伸直，略微屈肘。左手则扶住右上臂内侧。调整呼吸，目视前方。

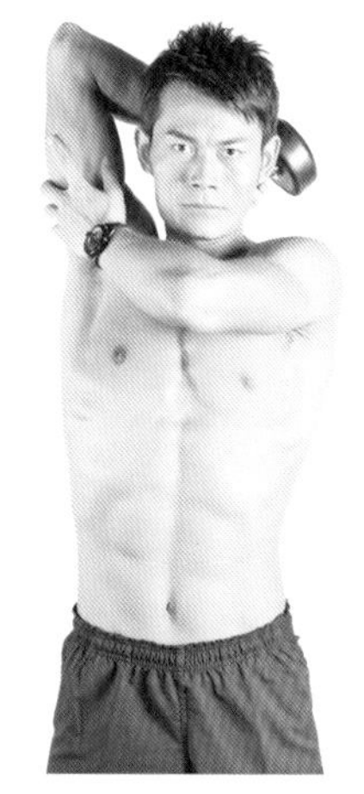

02 右手握紧哑铃向颈后屈肘至手臂夹紧，然后调整呼吸。此动作为起始动作，之后每次动作还原至此。呼气，右手上提至手臂伸直，短暂停留后，还原至起始处，同时吸气。接着呼气，重复以上动作。

型男课堂

维生素C的作用非常强大，除了能提高人体免疫力，还能预防癌症、心脏病、中风，保护牙齿和牙龈，帮助伤口愈合，治疗男性不育症等。此外，维生素C还能延缓衰老。花菜、青椒、葡萄、西红柿等蔬果的维生素C含量都非常高。橙汁的维生素C含量丰富，每天喝一杯橙汁可以预防感冒。

单臂下拉——凸显手臂线条

训练次数和组数
每组做12~15次，
共做3~5组。

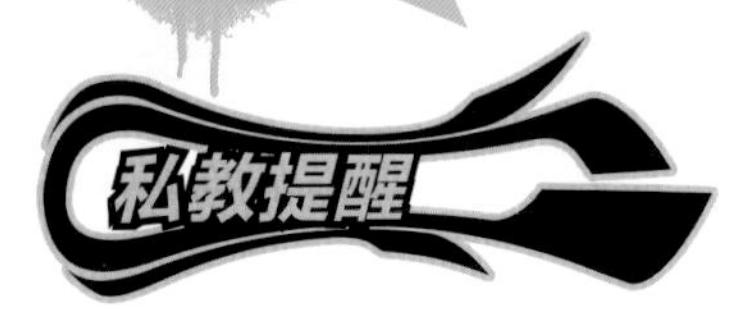

1. 在运动时，上臂应尽量稳定位置，不能前后摆动，否则容易降低运动效果。

2. 手臂在下拉时，不能左右偏转，同时保持腕关节的中立位，避免扭伤腕关节。

功效导航

● 有效燃烧上臂后侧脂肪，改善手臂粗大，让手臂恢复原有的紧致；增强手臂力量，促进肱三头肌的生长，进一步凸显手臂线条，让手臂肌肉更加健硕、有轮廓感。

● 有效锻炼三角肌，对于活动肩关节，增强肩部力量很有帮助。

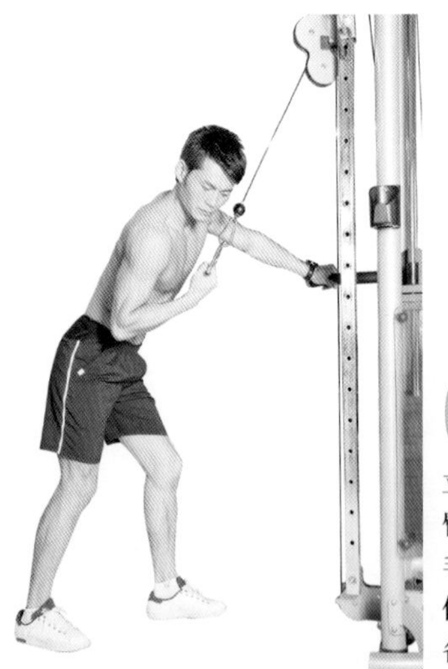

01 双腿一前一后屈膝跨立，右手握紧拉环至手臂贴紧，身体前倾，左手扶住支撑物固定身体。调整呼吸节奏，准备下拉。

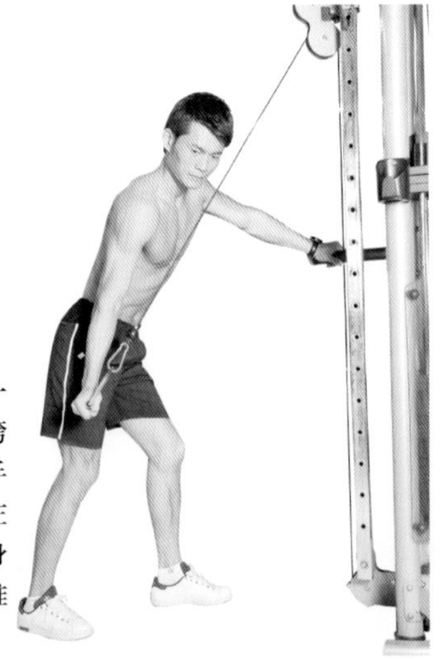

02 呼气，右手握紧拉环下拉至手臂伸直，短暂停留后，还原至起始处，同时吸气。接着呼气，重复以上动作。

型男课堂

白领上班族应该吃什么？白领上班族应多食用富含维生素A、D，以及抗辐射的食物。维生素A对预防视力减弱有一定效果。每周吃三次胡萝卜、菠菜、南瓜等，即可保持体内维生素A的正常含量。办公室里日晒机会少，容易缺乏维生素D，从而导致骨质疏松症，需要多吃海鱼、动物肝脏、蛋黄等富含维生素D的食物。日常我们可以通过饮食螺旋藻、茶水来抵抗辐射。

窄握杠铃推举——强化肱三头肌

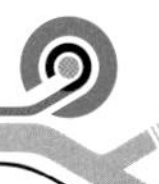

训练次数和组数

每组做12~15次，
共做3~5组。

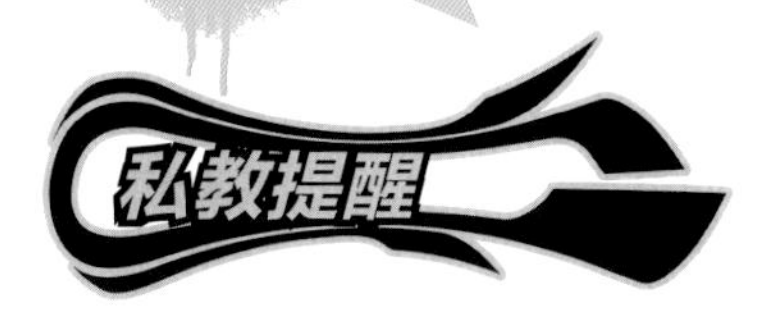

采用窄握杠铃推举时，双手握杠间距较窄，且推举时前臂需内收。

功效导航

- 这是打造肱三头肌的必备动作，要想拥有让人艳羡的肱三头肌，就必须练习阿诺推举，它能够增大肱三头肌面积，凸显和强化肱三头肌。
- 快速消除手臂赘肉，让手臂线条变得紧致，提升手臂力量。

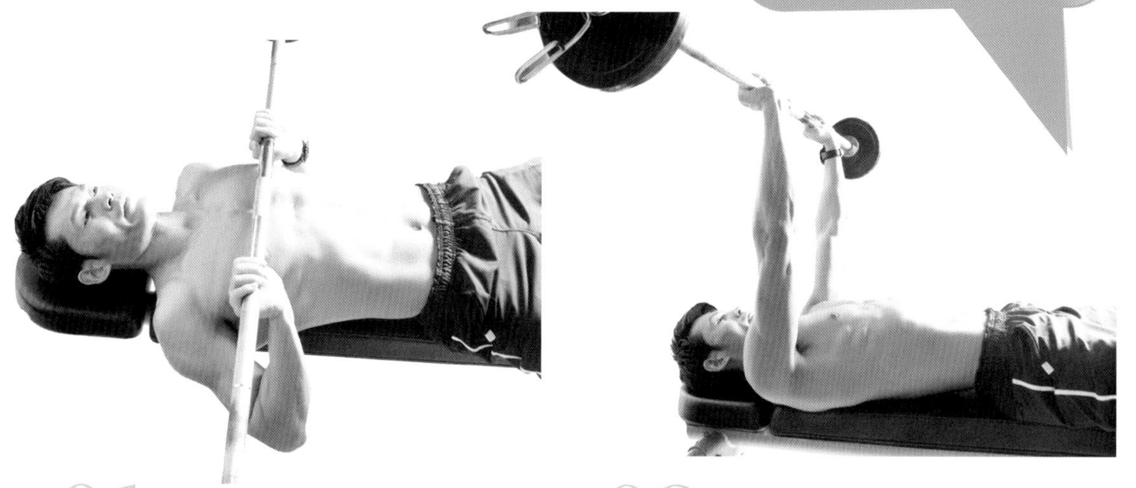

01 身体仰躺在椅背上，双手均匀握住杠铃杆将其贴于胸前，前臂内收。肩背紧贴椅背，腰部与椅面保持一只手掌的距离。

02 呼气，双手握住杠铃用力上推至手臂伸直而手肘微屈，保持手臂与地面垂直。短暂停留后，还原至起始处，同时吸气。接着呼气，重复以上动作。

★ 增肌小课堂——肱三头肌

肱三头肌位于上臂后侧浅层。发达的肱三头肌能增强手臂轮廓，让手臂更有雕塑感和力量感。

纳赛尔・桑贝蒂的肱三头肌是众多健美先生中较为突出的一位，在进行肱三头肌锻炼时，他会做许多不同的肱三头肌训练动作，从不同的角度刺激肱三头肌，促进肱三头肌的生长。在练习时，纳赛尔很注意动作的准确度，为的是保证肱三头肌圆润、饱满。在对肱三头肌的训练中，纳赛尔会着重练习高位下拉、哑铃单臂屈伸、俯身臂屈伸等动作。

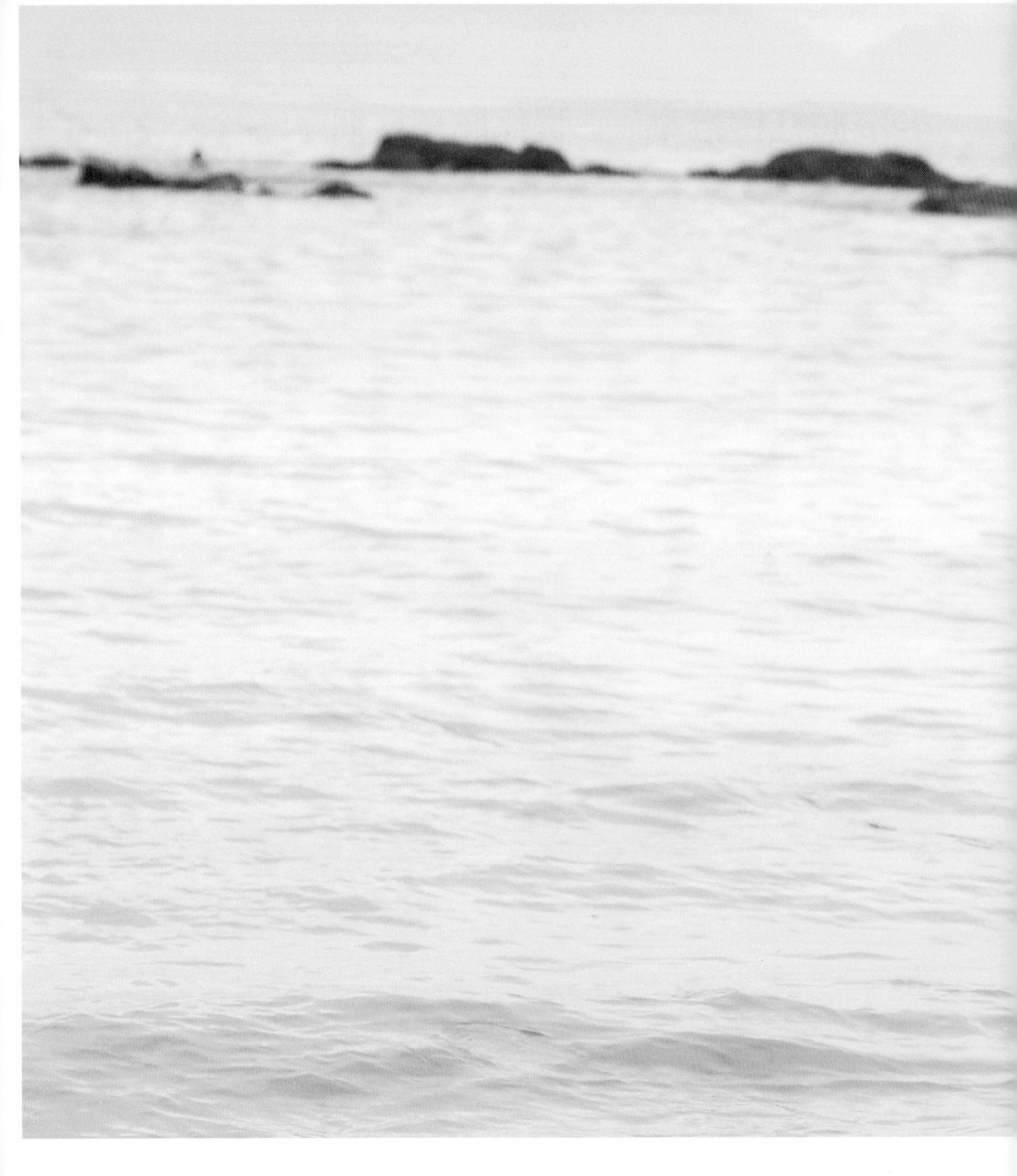

Eleven Effective Training to Shape the Abdomen

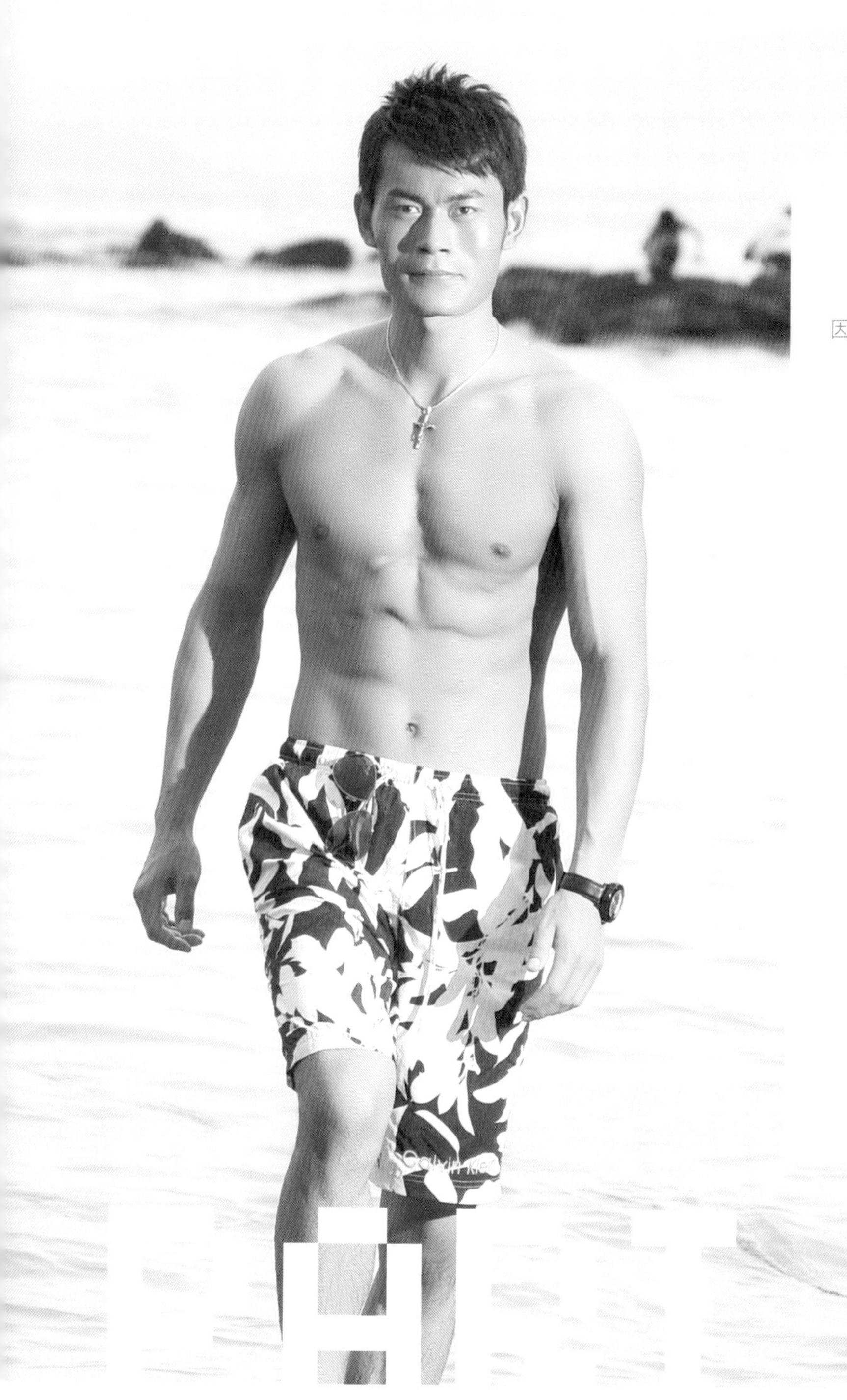

“王”字腹，
似乎没有辜负人们留给它的赞誉，
因为要想在腰间印刻下这个大大的“王”字，
就必须如王者加冠一般，
历尽艰辛，方能成事。

在都市的快餐文化和酒桌文化
共同浸染、熏陶下，
男人的腰腹早已赘肉横生，惨不忍睹。
对腰腹的赘肉，
是选择熟视无睹、安之若素，
还是选择快刀斩乱麻，将它除之而后快。
决定权在你。

当然，在决定减肥之前，
你必须清楚，
减腹需要经历一个辛苦而漫长的过程，
这个过程，
会让你在口食之欲与皮肉之苦间摇摆。
不过，当你行走完这一过程后，
你会笑看这一切，
因为你即王者，腰腹即是你的勋章。

消腹11招，
让“王”字永远印刻腰间

强健“王”字腹——霸气的王者

腰腹，是身体中最彰显男士阳刚和霸气的肌肉群。

“王”字腹，让人享受世人的艳羡，而啤酒肚则让人心生鄙夷。在口食之欲间流连忘返的人，注定大腹便便、赘肉横生。而饱受了皮肉之苦的人，终将破茧而出，携“王”字腹款款归来。这是“一念成魔，一念成佛”的最佳演绎。

腰腹肥胖除了影响身型，还会影响健康，弯腰吃力、爬楼梯有困难等，都是腰腹肥胖问题的显著表现。另外，腰腹赘肉还会对腰椎和髋部造成压迫，让我们的腰椎变得更加脆弱。

古时两军交战，将领的腹部力量一定要非常强，否则很容易摔下马背从而丢了性命。赵云，被公认为三国时的大帅哥，除了俊朗的外表，他的身材也一定非常好，尤其是腰腹一定非常强健，只有这样才能一边骑马，一边与千军万马周旋、抗争，最后成功地护送阿斗回蜀地。想象一下，如果赵云没有灵活、强健的腰腹，他能够在马背上左右腾挪与敌人周旋吗?

看过贝克汉姆和 C 罗的内裤广告的男士朋友，一定很羡慕两位足球明星的“王”字腹。不过，“王”字腹可不是两位帅哥的专属，但凡运动员大多有着强健的“王”字腹，因为那是保证他们在球场上厮杀的必备武器。球场如同战场，你只有拥有了强健的腰腹，才能在运球过人时身姿灵动、矫捷，不至于在运球时闪了腰、撞了肩。

我们的腹部包含着这些肌肉群：

腹部肌肉群处在人体的中央位置，我们常将其称为核心部位，它主要包括腹直肌、腹外斜肌、腹内斜肌、腹横肌。

它不仅有着承上启下的重要作用，而且有力的腹肌还能完美地保护内脏不受压迫。若核心部位不够紧实，我们的上体下身就不够灵活、协调，运动中对腰部的压力随之增大，由此可见腹肌的重要性，因此我们在进行身材各部位肌肉塑造时，一定要注意让自己拥有一个完美的腹肌。

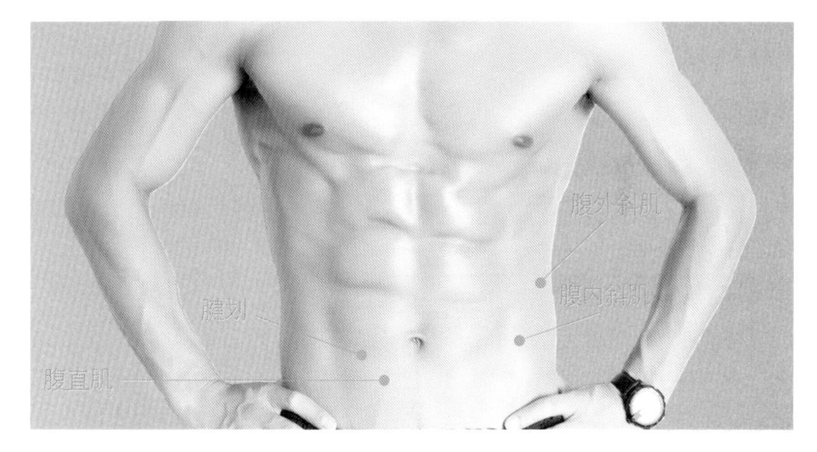

自测腰腹

你的腰腹是不是太肥了呢？有了这些标准，你至少可以知道你肥得有多严重，也好对症下药。

1. 腰围应该是三围中最小的，关系应该是：腰围 < 臀围 < 胸围，且腰围为胸围的 75% 为最佳。

2. 腹部要平坦、紧致，不能隆起，更不能有丝毫的褶皱。腹肌轮廓能微微呈现出来。

3. 腹部凸显一个大大的“王”字，即使腹部不用力，也清晰可见。

升级：腹外斜肌是最难练就的腹部肌肉群，平常可以通过交替式仰卧起坐练就。完美的腹外斜肌可以增进我们腹肌的层次感和立体感，让腹肌更加饱满。

4. 进行仰卧起坐测试：上身仰卧在床上，双腿并拢后屈膝成 90°，然后双手抱双耳，做仰卧起坐，看看自己在 30 秒内能做多少个，8~12 个属正常，13~18 个属偏上，次数越多说明腹肌越好，反之则越差。

腹部伤不起，消腹刻不容缓

大肚腩配不上男人装

相中一件新款潮男装，却因为腰腹太过肥大，即使挑最大款的衣服也遮

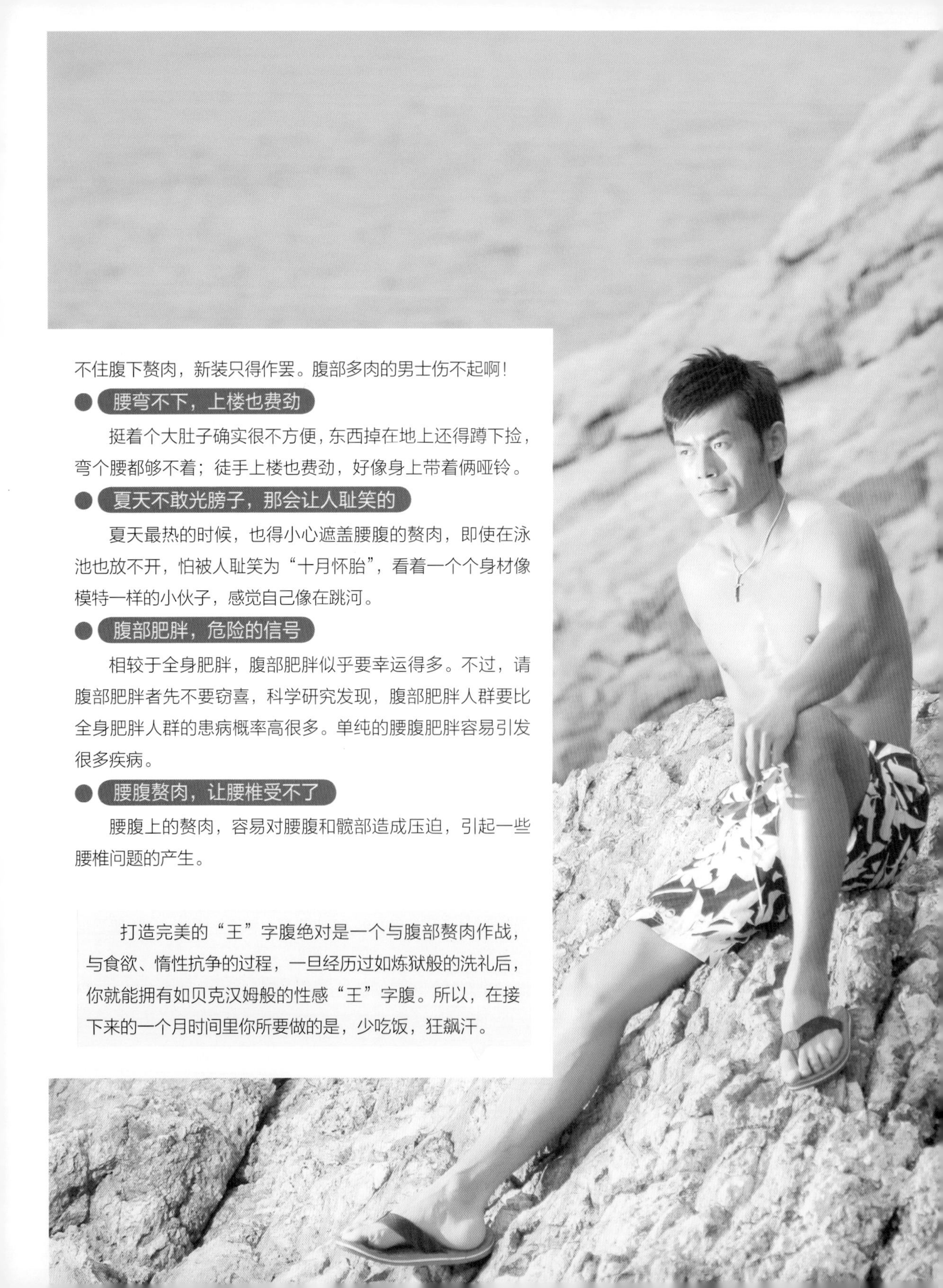

不住腹下赘肉，新装只得作罢。腹部多肉的男士伤不起啊！

腰弯不下，上楼也费劲

挺着个大肚子确实很不方便，东西掉在地上还得蹲下捡，弯个腰都够不着；徒手上楼也费劲，好像身上带着俩哑铃。

夏天不敢光膀子，那会让人耻笑的

夏天最热的时候，也得小心遮盖腰腹的赘肉，即使在泳池也放不开，怕被人耻笑为“十月怀胎”，看着一个个身材像模特一样的小伙子，感觉自己像在跳河。

腹部肥胖，危险的信号

相较于全身肥胖，腹部肥胖似乎要幸运得多。不过，请腹部肥胖者先不要窃喜，科学研究发现，腹部肥胖人群要比全身肥胖人群的患病概率高很多。单纯的腰腹肥胖容易引发很多疾病。

腰腹赘肉，让腰椎受不了

腰腹上的赘肉，容易对腰腹和髋部造成压迫，引起一些腰椎问题的产生。

打造完美的“王”字腹绝对是一个与腹部赘肉作战，与食欲、惰性抗争的过程，一旦经历过如炼狱般的洗礼后，你就能拥有如贝克汉姆般的性感“王”字腹。所以，在接下来的一个月时间里你所要做的是，少吃饭，狂飙汗。

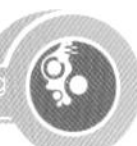

仰卧起坐——腹部燃脂，阻止脂肪生成

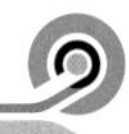

训练次数和组数
每组做20~25次，
共做3~5组。

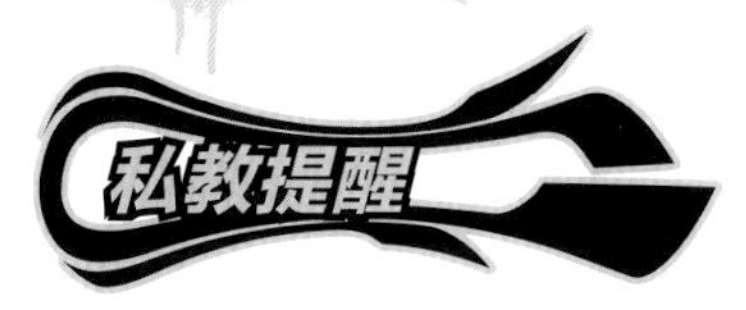

在运动时下巴应该收紧，避免头部后仰，否则会对颈部造成压迫，影响运动效果，损伤颈椎。

功效导航

● 有效运动腹直肌，对于消除腹部赘肉很有帮助，是针对整块腹部进行的练习。

● 经常锻炼能够平坦腰腹，凸显腹肌轮廓，同时增强腰腹力量。

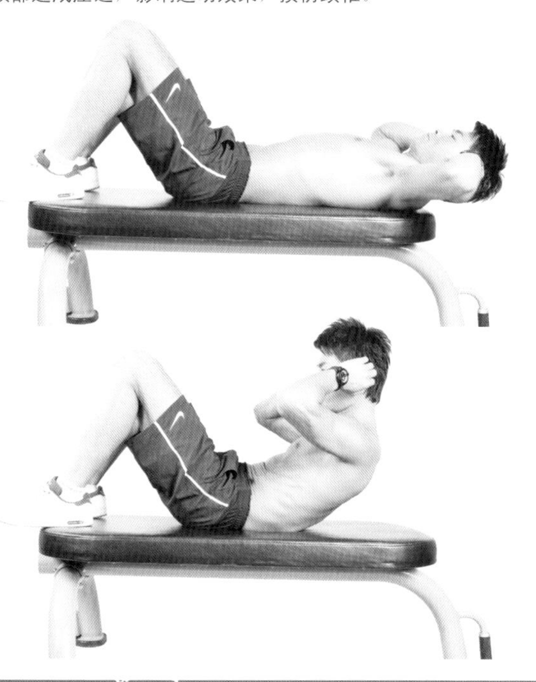

01 仰躺，背部贴紧平板，腰部与椅背保持一只手掌的间距，双手抱耳，双腿屈膝成90°，脚掌平放于平板上，腹部微收。

02 呼气，利用腹部力量抬起上身，直至腹部完全收紧、后背部脊柱弯曲，保持腰部贴紧平板。短暂停留后，还原至起始处，同时吸气。接着呼气，重复以上动作。

型男课堂

食物犹如一把开启健康的钥匙，许多身体问题基本能在食物的帮助下迎刃而解。如多食用莴苣、芹菜与桑椹，能够帮助睡眠。精神不济、丧失活力则可以通过摄取维生素E加以调节，B族维生素、维生素C则可以改善因为压力造成的精神不济，对于改善失眠与疲劳、稳定情绪也很有帮助。眼睛酸痛、电脑辐射伤害、体能下降者，可以通过饮用枸杞、菊花与绿茶混合冲泡成的茶来调理身体。

负重仰卧起坐——腹部燃脂，收紧腹部

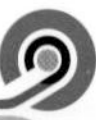

训练次数和组数
每组做20~25次，
共做3~5组。

功效导航

强化运动效果，在燃烧腰腹部脂肪、收紧腹部的同时，还能快速增肌，凸显腹肌轮廓感。

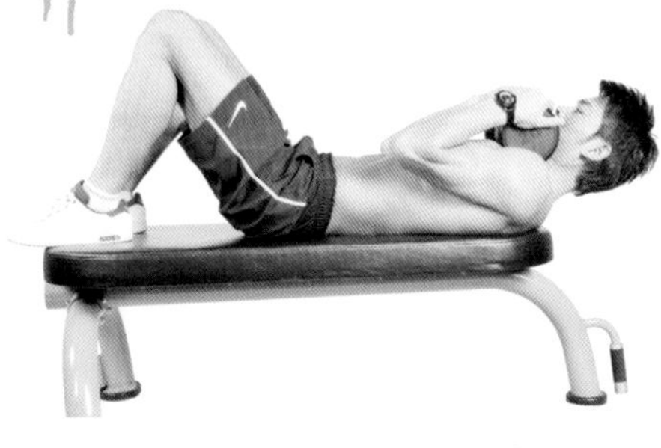

01 姿势同常规仰卧起坐，腰背平躺在平板上，双腿屈膝成90°，脚掌平放在平板上，腹部微收。双手抱住哑铃（或杠铃片）贴在胸前处，下巴微收。

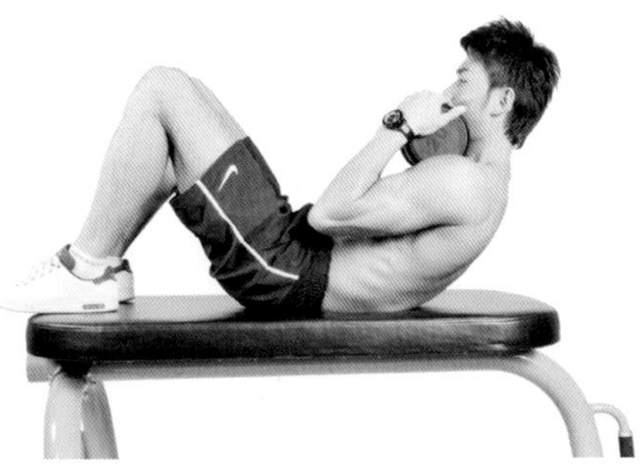

02 呼气，借助上腹部的力量抬起上身，直至腹部收紧，背部呈弯曲状，腰部贴紧平板。坚持1秒钟后身体慢慢下落，还原至起始处，同时吸气。接着呼气，重复以上动作。

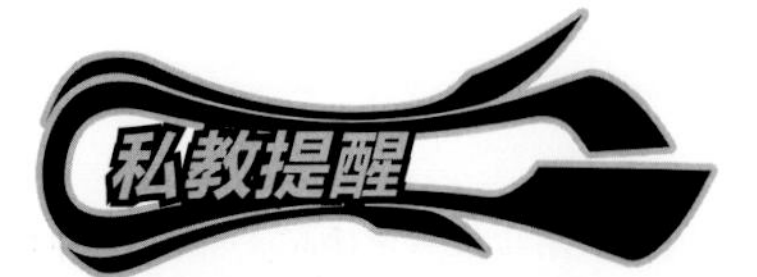

1. 双手抱住哑铃时应将它贴向胸前并固定好，避免哑铃上下滚动和左右晃动影响运动效果。

2. 在运动时应该收紧下巴，并与胸部保持一拳之距，切忌头部后仰，这样会给肩颈造成压力。

错误示范

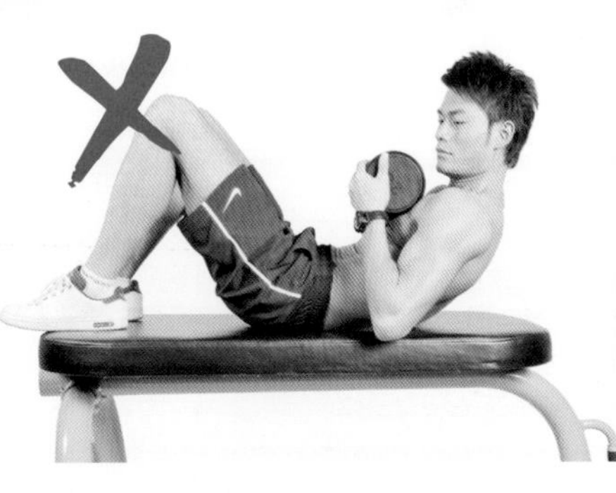

型男课堂

肥胖者进行健身训练的强度不宜过大，每分钟心率不应超过160次。否则，氧供应不充足，就达不到减脂的目的。健身锻炼的时间也不宜太短，每次要连续运动1小时以上。体内脂肪的有效消耗是一个复杂的能量转化过程，运动时间太短则使减脂的作用受到限制。

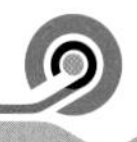

交替式仰卧起坐——腹外斜肌初长成

训练次数和组数
每组做20~25次，
共做3~5组。

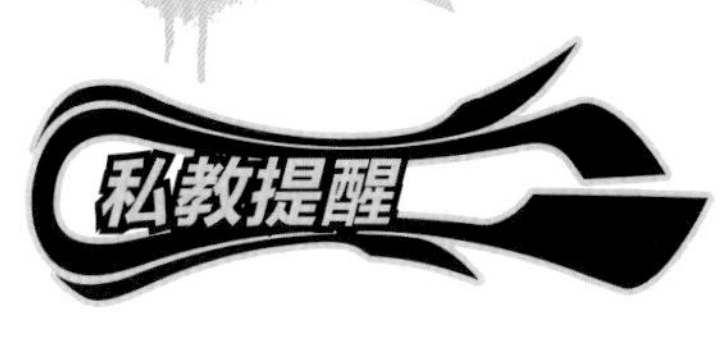

1. 在运动时，要始终保持身体的稳定以及腰部贴紧平板。

2. 在起身时，需触碰的大腿不必提得过高，与地面垂直即可，上身应尽量抬高，因为腰腹为主动肌群。

功效导航

● 主要锻炼下腹部力量，因为是手脚并用的全身运动，所以消耗能量较快，能够快速消减腹部赘肉，迅速除去啤酒肚。

● 有效消除腰腹两侧的赘肉，能够达到改善腰围。凸显腹外斜肌的效果。

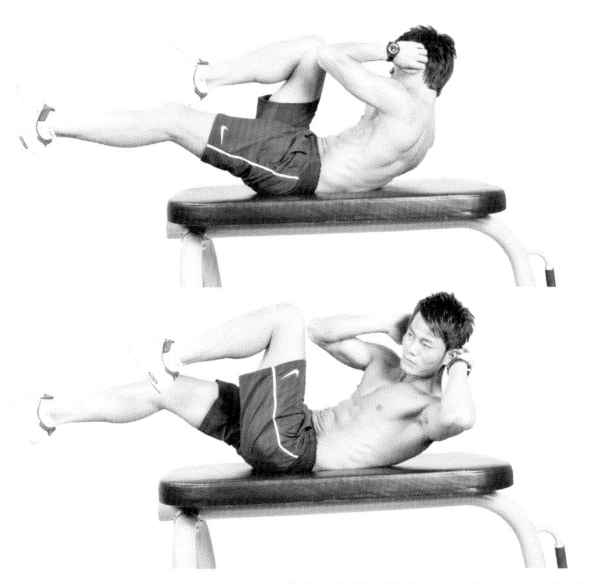

01 仰卧，腰、臀贴紧平板，上身仰起，双手扶住双耳，双腿离地即可。呼气，右腿屈膝向左上方靠拢，左腿微屈抬起，同时左手向前靠近右膝，使得左手肘触碰到右膝为止。短暂停留，同时吸气。

02 四肢交换动作，改换为右手肘触碰左膝。动作如前，接着呼气，重复以上动作。

★ 增肌小课堂——腹外斜肌

腹外斜肌位于腹外侧面及前面的浅层，是形状扁阔的肌肉，收缩时可使脊柱前屈或者控制身体转动。腹外斜肌是腹肌中相对较难练习到的肌肉群，正因为难得，所以可贵，完美的腹肌缺少不了腹外斜肌的烘托，它能让我们的腹肌更加丰盈、有层次感，而不会看起来过于干瘪。

因为腹肌恢复的时间相对其他肌肉群较短，所以我们可以坚持每天对它进行锻炼，具体到腹外斜肌，可以通过交替式仰卧起坐、负重体侧屈等动作加以锻炼。

坐姿举腿——按摩腹部脏器，促消化

训练次数和组数
每组做20~25次，
共做3~5组。

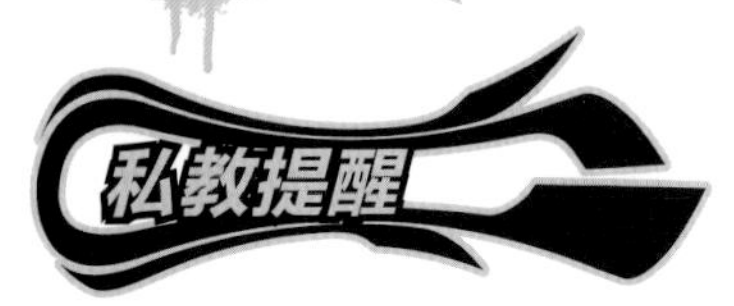

1. 双手只是起一个固定身体的作用，应尽量避免双手在运动中用力、帮助双腿靠近上身，这样会降低运动效果。

2. 双腿抬起时可略微弯曲，但需适当，否则会降低运动难度，降低运动功效。

功效导航

● 主要消耗的是下腹部脂肪，能有效消除下腹赘肉，让腰腹肌肉更加紧实、平坦。

● 在运动时，腹部脏器得到了有效的按摩，能够促进消化，改善便秘症状。

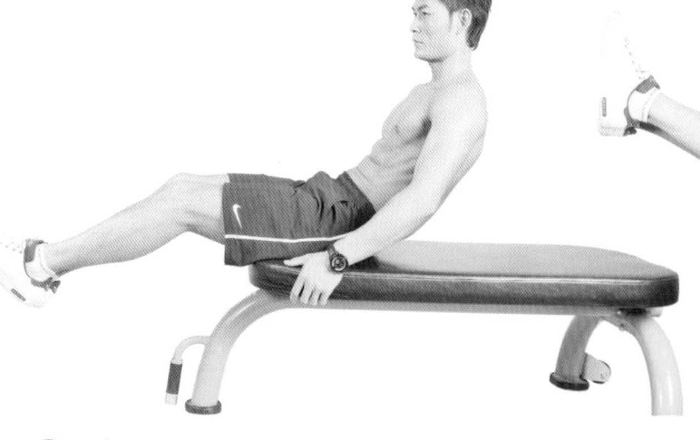

01 坐姿，身体后仰，与平板成60°，双腿屈膝、并拢，双手握住平板边沿，稳定身体。调整呼吸。

02 呼气，上身姿势保持不变，双腿用力抬起，向上身靠拢，直至腹部收紧为止。短暂停留后，双腿慢慢下落，同时吸气。

型男课堂

心主血脉，是一个阳气非常旺盛的脏器，被称为“君主之官”。心气旺盛，则面色血润，反之则会出现心绞痛、心气衰弱等症状。我们平时要避免做出一些“伤心”的行为。另外，养心最有效的方法是在中午静卧或静坐30分钟，但切忌午饭后马上睡觉。苦入心，夏天吃苦味的食物，不仅清心火，还可以养心。做一些有氧运动，多接触阳光，也对心有好处。

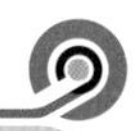

球上仰卧起坐——雕塑上腹部肌肉

训练次数和组数
每组做20~25次，
共做3~5组。

功效导航

● 主要运动上腹部肌肉，能够快速消除上腹部脂肪，改善啤酒肚，让腹部更加平坦。

● 身体借助健身球，能够有效保护腰椎，非常适合腰椎不适的人士练习。

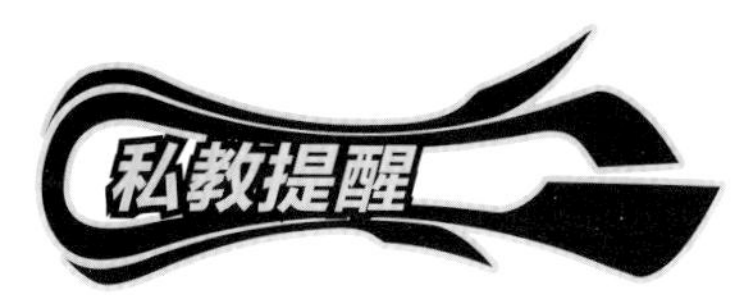

初学者在利用健身球练习仰卧起坐时，因为很难控制健身球，容易造成身体下滑，或是球体位置偏离的情况发生，因此要注意腹部在步骤二时只有上身弯曲，身体其他部位姿势保持不变，切忌急躁，动作要缓慢适中。

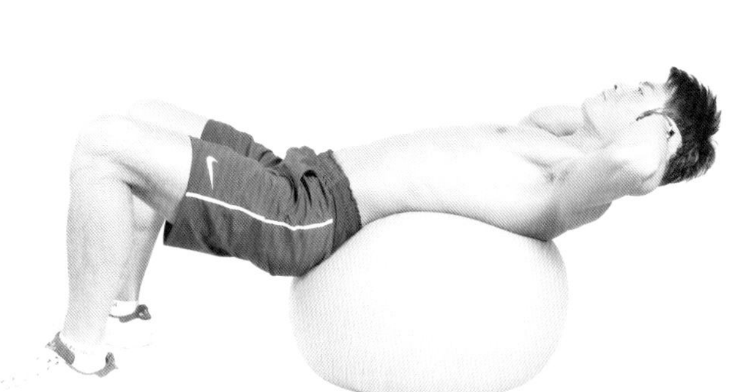

01 上身平躺于健身球上，腰背贴紧健身球，双脚跨立，略宽于肩以固定身体，使全身大致与地面平行，然后再用双手扶住双耳，下巴收紧，与胸椎成一拳之距。调整呼吸节奏。

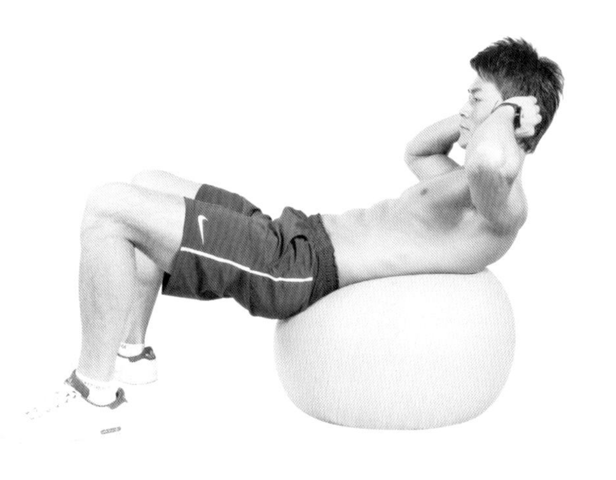

02 呼气，上身用力向前弯曲身体，直至腹部收紧。短暂停留后还原至起始处，同时吸气。接着呼气，重复以上动作。

负重举腿训练——下腹燃脂、增肌

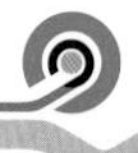

训练次数和组数
每组做20~25次，
共做3~5组。

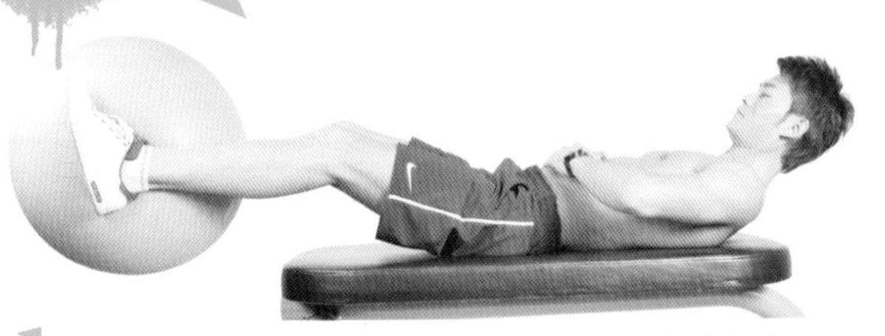

01 身体仰躺在平板上，肩部微微抬起，双腿夹住健身球后屈膝微微抬起，身体保持平衡，调节好呼吸。双手放在腹部，保证腹部微收，腰部贴紧板面。

功效导航

● 双腿夹紧健身球，能增加下腹部阻力，有效消除下腹部脂肪，同时让下腹部肌肉线条更加明显。

● 大腿在运动中持续用力，对于消除大腿及臀部脂肪、紧实大腿肌肉很有帮助。

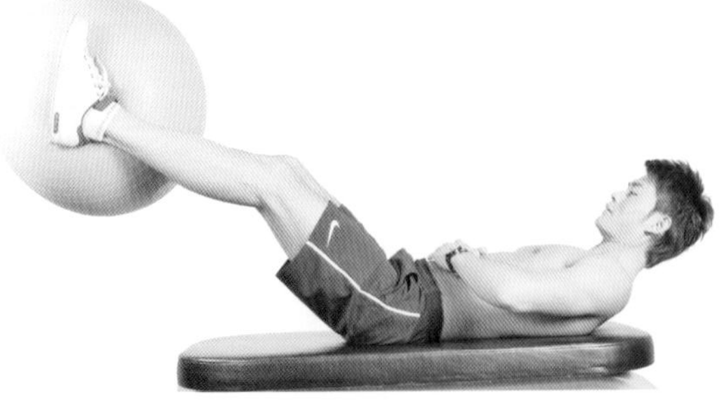

02 呼气，双腿用力抬升健身球至大腿与地面成60°即可，肩颈始终抬起，下巴收紧，与胸椎保持一拳之距。短暂停留后慢慢放下双腿，还原至起始处，双腿仍与板面保持一定距离，同时吸气。接着呼气，重复以上动作。

错误示范

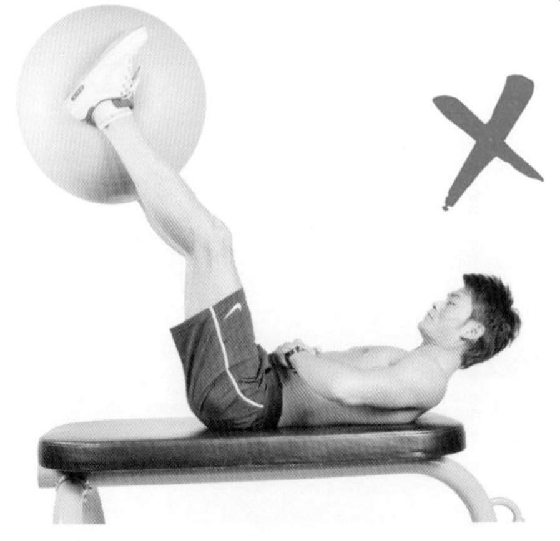

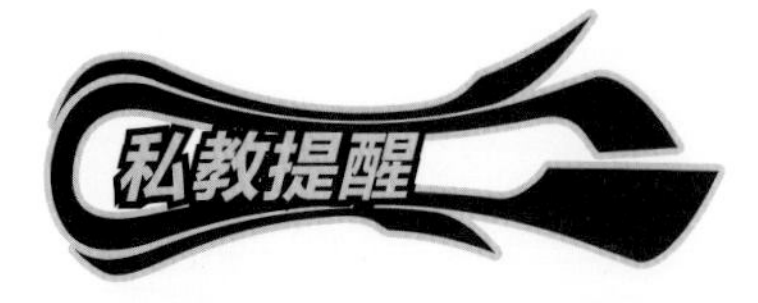

1. 肩颈和双腿在运动过程中应始终抬离地面，保证腰腹持续用力，促进腰腹脂肪燃烧。

2. 双腿向上抬起的幅度不要太大，至大腿与地面成60°的位置即可，这样才能使腰腹在运动中持续用力，抬腿太高则会导致受力点的转移，达不到最佳效果。

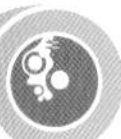

手脚两头起——平坦腹部、凸显腹肌

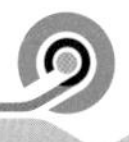

训练次数和组数
每组做20~25次，
共做3~5组。

功效导航

上腹部和下腹部在手脚抬起的过程中持续张紧、受力均衡，对于消除腹部赘肉、改善腹部线条有很大帮助，同时还能促进腹直肌的生长，增强腹部力量。

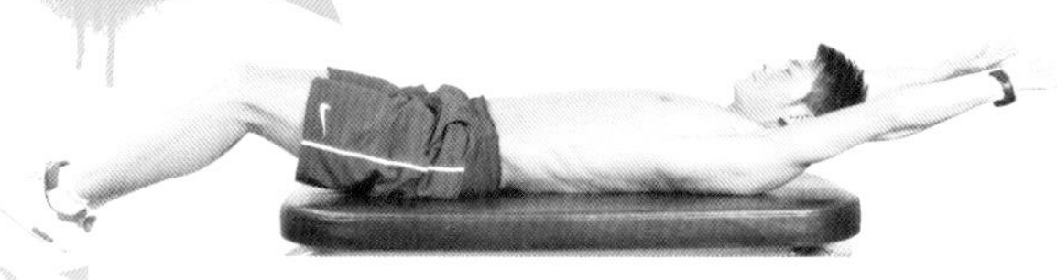

01 身体仰躺在平板上，肩颈部微微抬起，同时双腿也屈膝微微抬起，身体保持平衡，调节好呼吸。

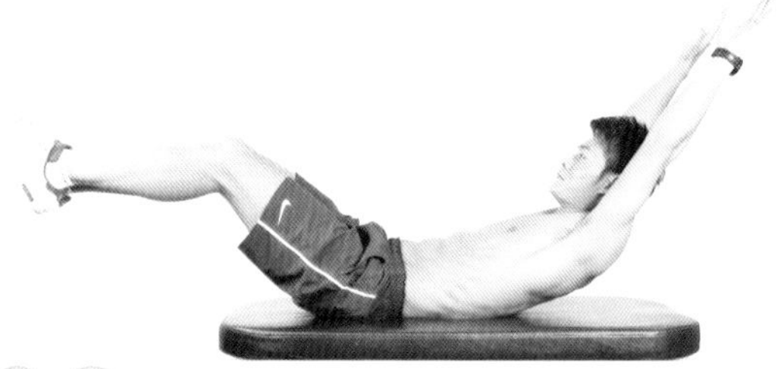

02 呼气，双手与双脚同时用力向上抬起，并向身体中心靠拢。

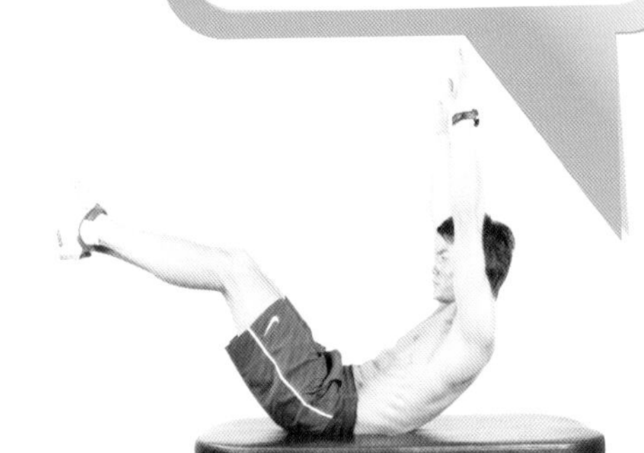

03 直到大腿、上身与地面均成45°即可，短暂停留后，慢慢放下双腿，还原至起始处，同时吸气。接着呼气，重复以上动作。

型男课堂

人到中年，抗衰老被提上了议事日程，在生活中，我们可以通过摄取营养来阻击身体的衰老。芝麻含有丰富的抗衰老成分——维生素E，常吃芝麻可抑制细胞内的衰老物质——自由基的堆积，从而延缓衰老的发生；鱼中含有较多的不饱和脂肪酸，有抗动脉硬化之功效；黑木耳含一种抗凝血的物质，常食可防止脑血管病的发生；萝卜能增强体内巨噬细胞吞噬癌细胞的功能；香菇等食物含有植物性固醇类物质，具有抗癌作用。

错误示范

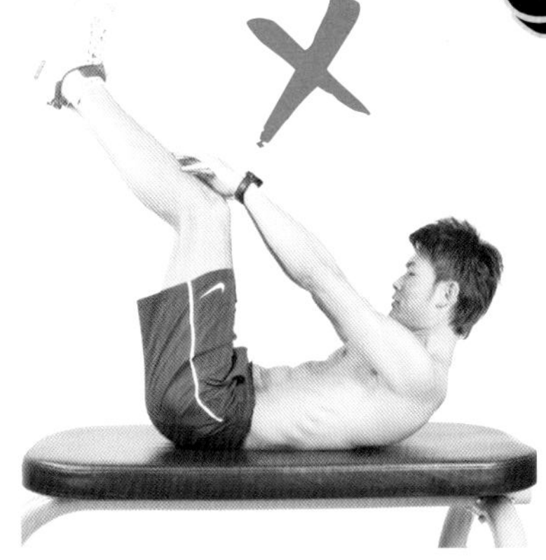

私教提醒

在练习时，要保证身体两端同时抬起，两头起的重点是收紧腰腹，而并非手脚单独抬起，这样对消腹的作用不大。只要腰腹持续受力即可，手脚有没有触碰并不重要。

单杆举腿——凸显下腹肌肉

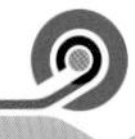

训练次数和组数

每组做20~25次，共做3~5组。

功效导航

针对下腹部进行的训练，能够燃烧下腹部脂肪，消除大肚腩，恢复腰腹平坦；让腰腹肌肉变得紧实，同时凸显腰腹轮廓。

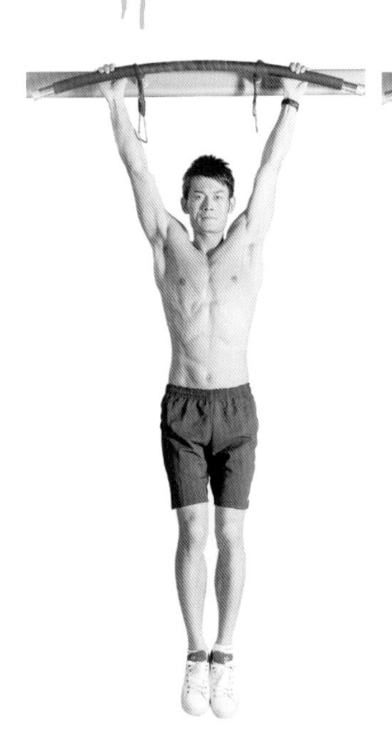

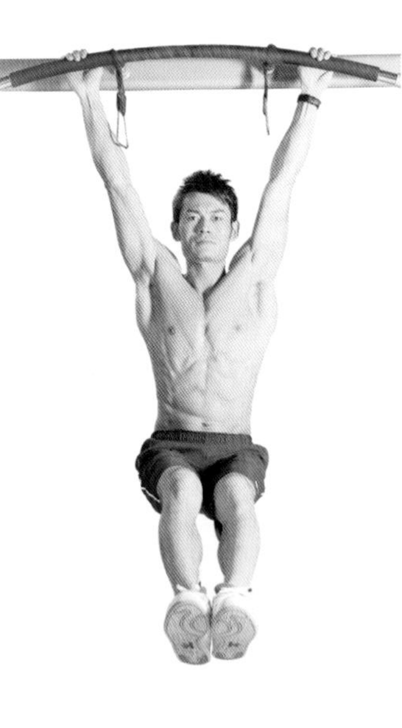

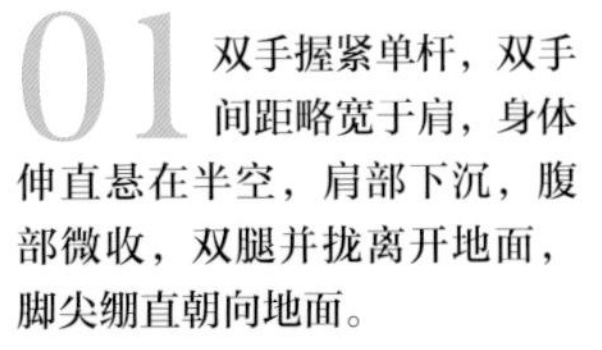

01 双手握紧单杆，双手间距略宽于肩，身体伸直悬在半空，肩部下沉，腹部微收，双腿并拢离开地面，脚尖绷直朝向地面。

02 呼气，双腿屈膝用力向上举起，收紧腹部。短暂停留后，双腿缓缓下落，同时吸气。接着呼气，重复以上动作。

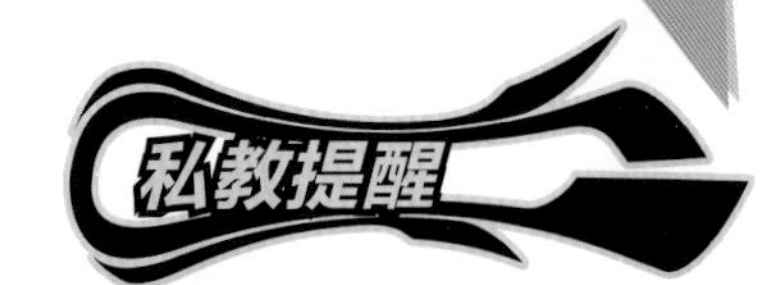

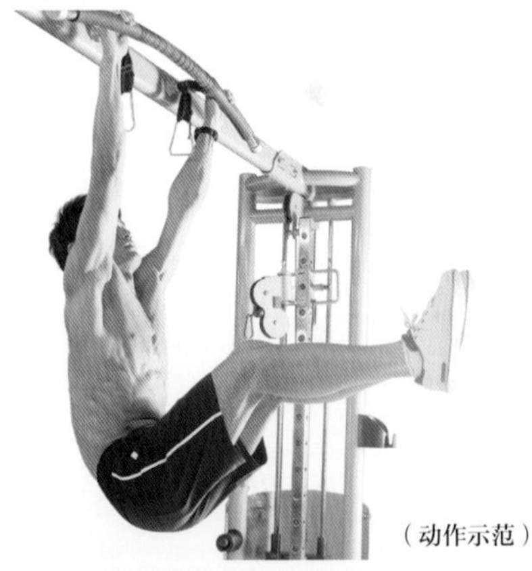

（动作示范）

1. 腰腹力量较好的练习者，以微屈双腿向上抬起为宜，功效也更显著。身体较为肥硕、腰腹力量较弱的练习者选择双腿屈膝，来降低下腹部阻力，降低动作难度。

2. 在运动中，动作尽量干净利落，避免带动身体其他部位，尤其上身不要后仰或前倾，这些多余的动作都会影响运动的顺利进行。

型男课堂

每年至少要做一次全身体检，千万不要省那点体检费，如果检出你的身体没问题，可以让你活得更加踏实、轻松；如果检出身体有问题，那就可以及早治疗，避免遭受更大的损失。千万不要做一只缩头乌龟，把隐患埋在心里。

站姿腹肌训练轮——提升腹部力量

训练次数和组数

每组做12~15次，共做3~5组。

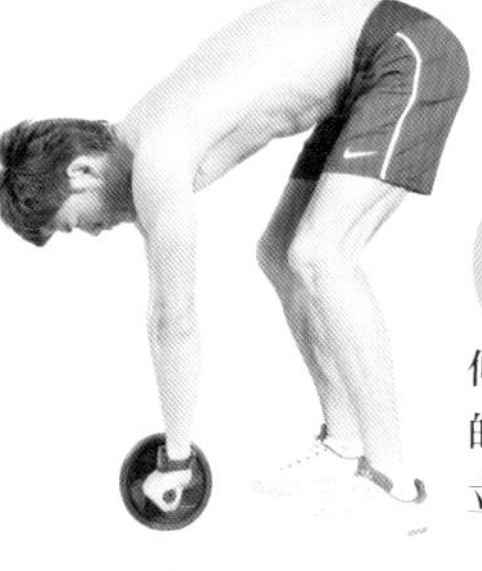

01 俯身，头部朝下，手臂伸直握紧滑轮器两侧的把手，双腿屈膝跨立，略宽于肩。

功效导航

让腰腹部肌肉在运动中持续受力，除了能够燃烧腹部脂肪，还能促进腹肌的增长，增强腰腹的力量。

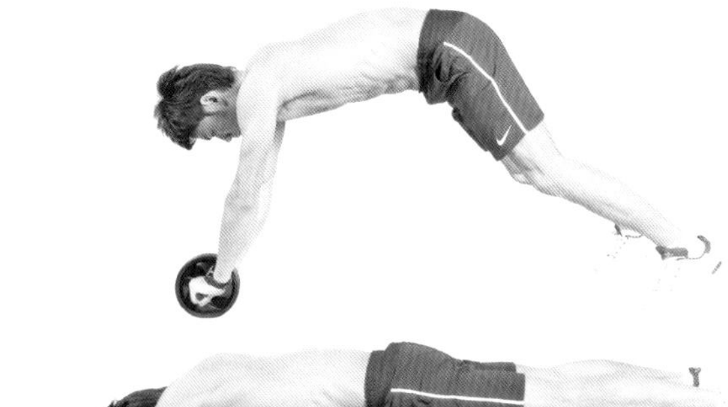

02 呼气，双手用力慢慢将滑轮器推出，带动身体伸直，脚后跟抬起，脚尖点地。

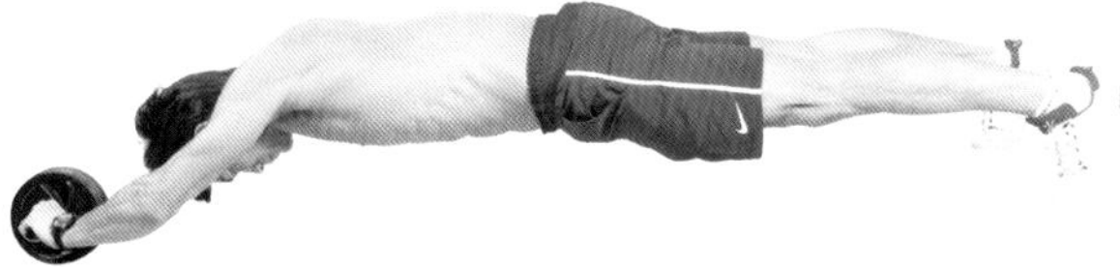

03 继续推动滑轮至身体伸展呈一条直线且与地面平行，短暂停留后慢慢收回滑轮器，同时吸气。然后再慢慢收回身体。

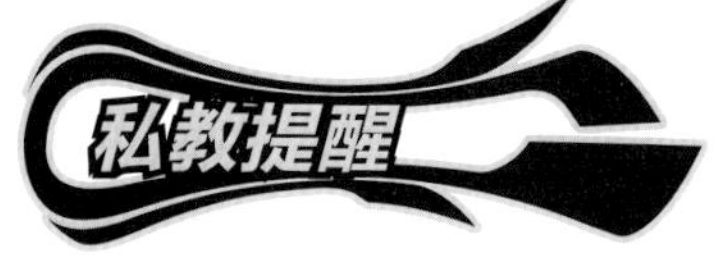

1. 向前推动滑轮的过程中，应避免塌腰，否则容易损伤腰椎、导致腰肌劳损。

2. 这组训练对腰腹力量的要求非常高，腰椎有问题者应尽量避免尝试，可降低难度，改以跪姿代替站姿进行腹肌滑轮训练。

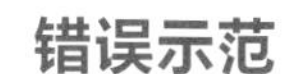

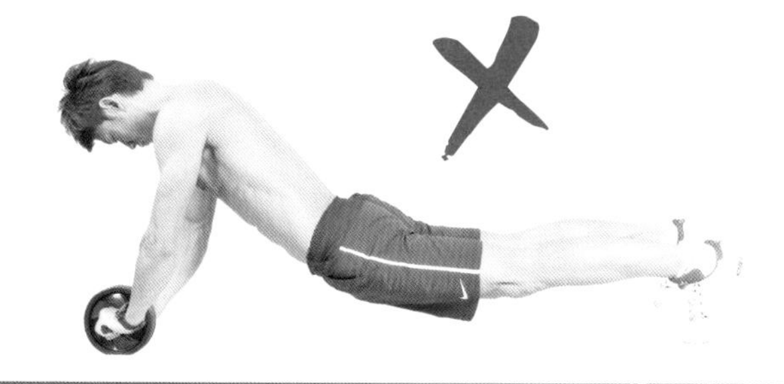

型男课堂

人们在防治糖尿病的过程中应该注意少食多餐，即每次的进食量不要太多，但每天可以适当多吃几餐。切忌暴饮暴食，在饮食上也要避免食用味道过重的食物，要少吃甜食或油腻的食物，每天的盐分摄取量不超过5克。日常可以多吃一些富含硒的食物，如鱼、香菇、芝麻、大蒜等，这些对于防治糖尿病有一定的效果。

器械弓背下压——腹部消脂、收紧腹部

训练次数和组数
每组做20~25次，
共做3~5组。

功效导航

● 通过加大砝码重量能达到徒手锻炼无法达到的效果，能够快速地消耗腰腹脂肪，帮助腰腹迅速恢复原有的平坦和紧致。

● 主要的锻炼部位是腹直肌，能够增强腰腹力量，帮助打造强健的腰腹。

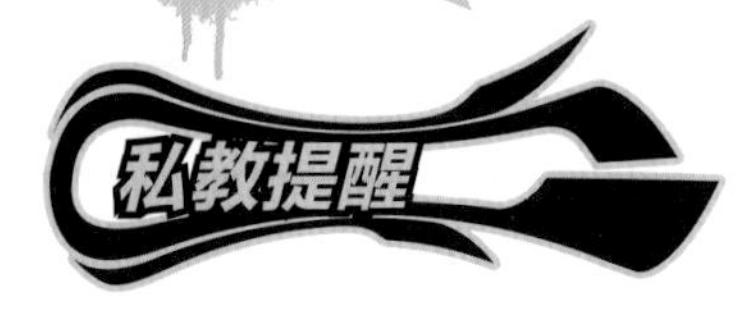

1. 注意挡板贴合身体的位置不能过低，否则会导致弯曲弧度减小，影响运动效果。

2. 器械椅旁边有调节挡板重量的砝码，可以根据自身能力选择适合的重量进行下压练习。

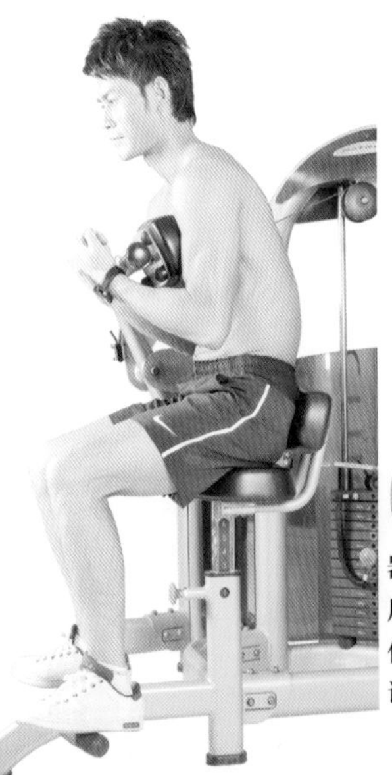

01 坐姿，身体微微前倾，胸部贴向器械的挡板，双手扶住挡板后面的把手，双腿跨开，踩住器械椅下方的踏板，然后调整呼吸。

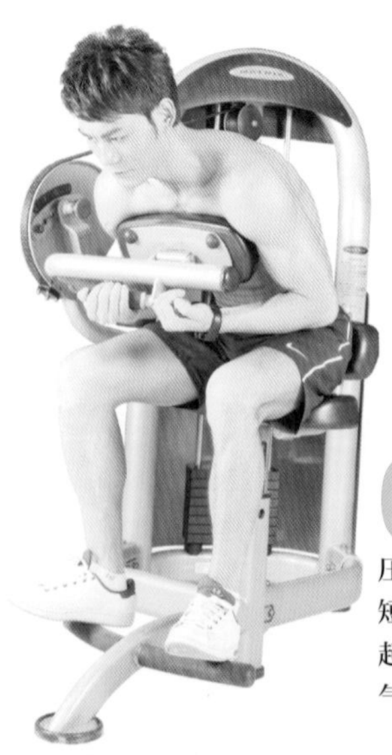

02 呼气，腹部弯曲，身体慢慢下压，下压至挡板不能继续放下为止。短暂停留后身体收回，还原至起始处，同时吸气。接着呼气，重复以上动作。

型男课堂

现在电器产品随处可见，也造成了电磁辐射与我们如影随形，手机、电脑、微波炉、电视机等都会散发大量的电磁辐射，对我们的身体造成伤害。男性尤其要避免电磁辐射，因为男性的身体相对于女性更加脆弱，更容易引起免疫系统的改变，同时电磁辐射也会对精子活力造成影响。

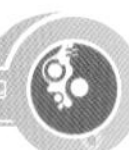

肩桥——深层燃脂，打造腹横肌

训练时长
保持30～60秒钟为宜

功效导航

腰腹在支撑身体的过程中持续用力，能够有效燃烧腹部深层脂肪，促进腹部深层肌肉腹横肌的增长，让腰腹肌肉更加饱满、结实。

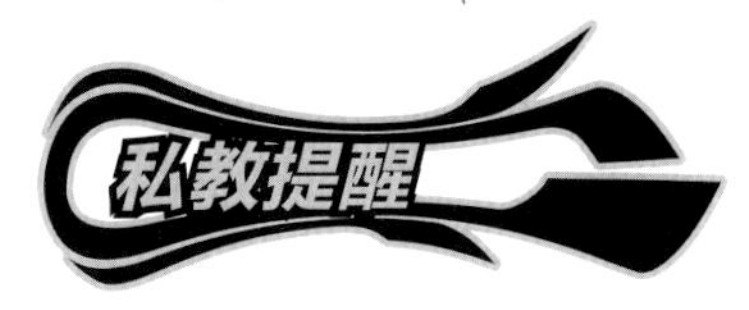

运动过程只有一个姿势，对腰腹力量要求比较高，要保持腰腹的平直，腰腹就要持续用力，这就能刺激腰腹肌肉的生长，达到紧致腰腹的效果。肩桥的关键是保持身体的平直，切忌塌腰，以免对腰椎造成压迫。

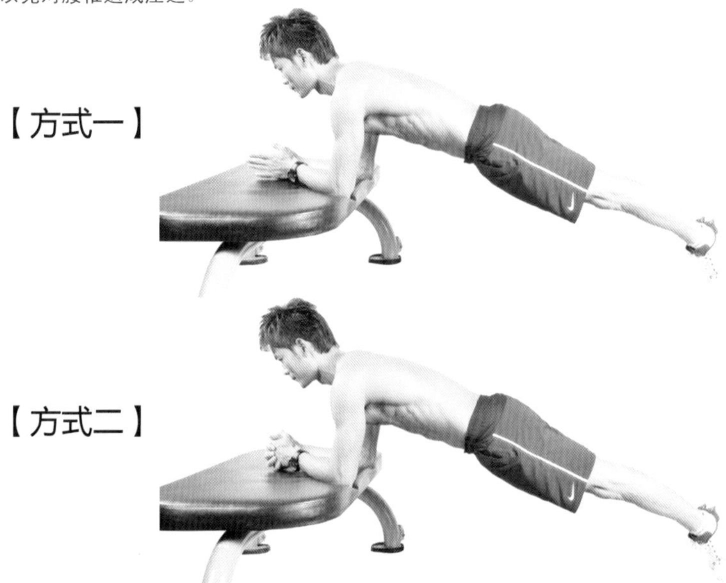

【方式一】

【方式二】

俯身，双臂屈肘放在平板上，手掌相互贴合或者双手握紧，同时，双腿并拢，脚尖点地，用上臂和脚尖支撑全身，并且保证身体自然平直。腰腹部收紧，过程中始终保持固定姿势不变，运动时长保持在1分钟为宜。个人可视身体条件变更训练时长，运动时间越长，效果越好。

型男课堂

失眠现在已经成为都市人普遍的困扰了。要想有一个好的睡眠质量，除了要先有一个舒适的睡眠环境，还应该保持一个好的心态，睡前应该避免吃得过多、胡思乱想和做剧烈运动，睡觉之前泡泡脚、散散步、听听轻音乐都可以让你的心平静下来，有助于快速入眠。

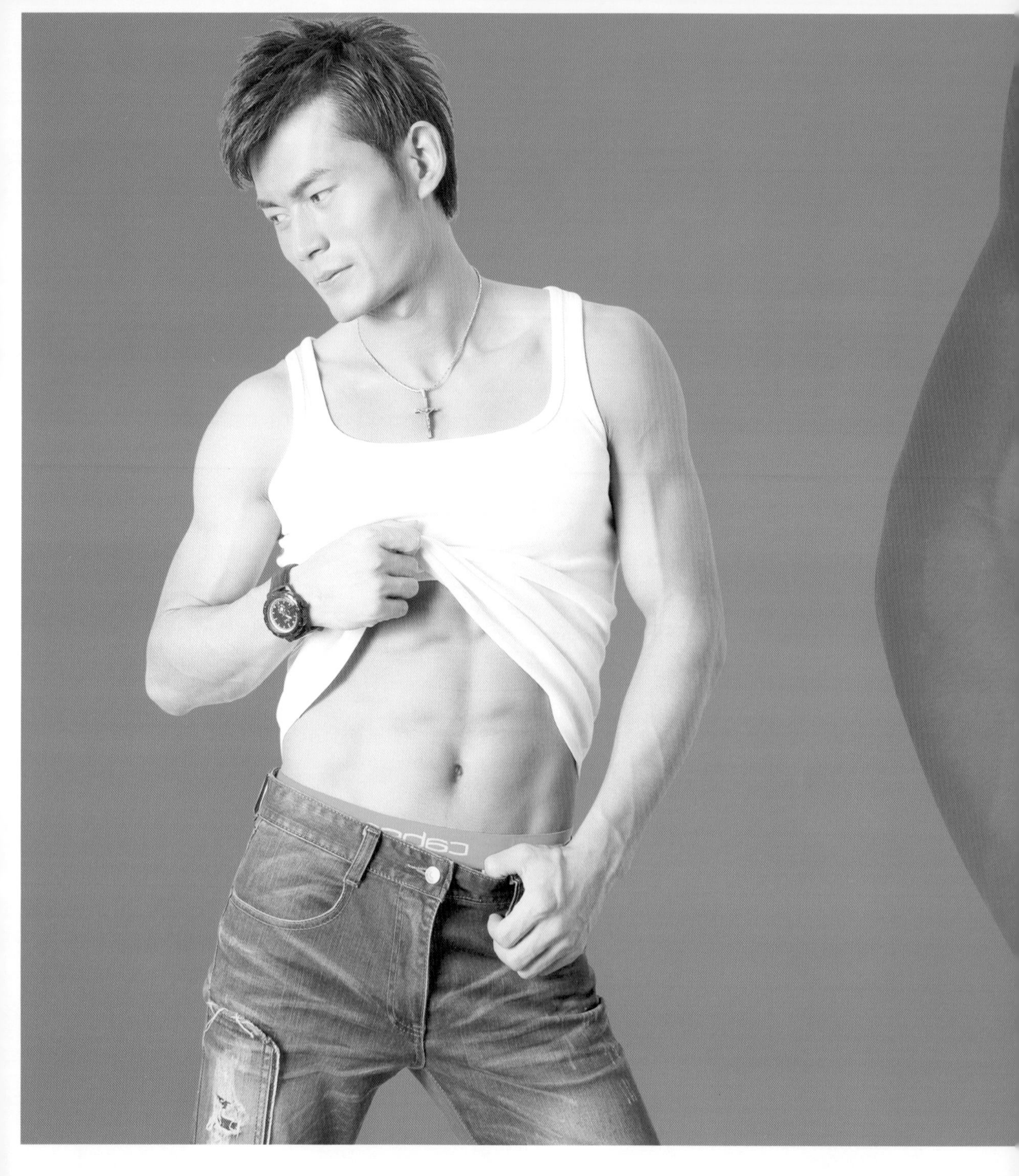

Five Effective Training to Shape the Waist

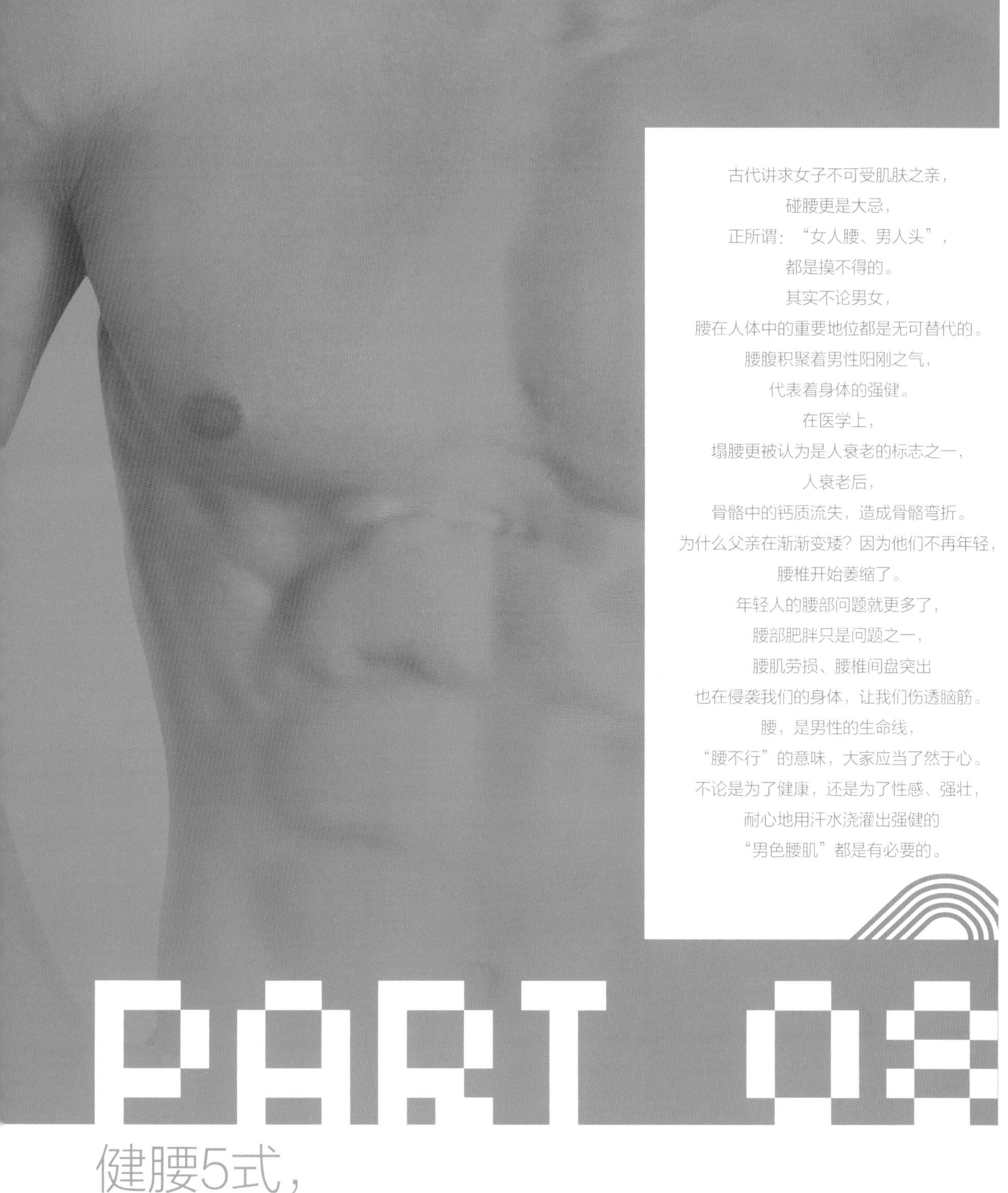

古代讲求女子不可受肌肤之亲，
碰腰更是大忌，
正所谓：“女人腰、男人头”，
都是摸不得的。
其实不论男女，
腰在人体中的重要地位都是无可替代的。
腰腹积聚着男性阳刚之气，
代表着身体的强健。
在医学上，
塌腰更被认为是人衰老的标志之一，
人衰老后，
骨骼中的钙质流失，造成骨骼弯折。
为什么父亲在渐渐变矮？因为他们不再年轻，
腰椎开始萎缩了。
年轻人的腰部问题就更多了，
腰部肥胖只是问题之一，
腰肌劳损、腰椎间盘突出
也在侵袭我们的身体，让我们伤透脑筋。
腰，是男性的生命线，
“腰不行”的意味，大家应当了然于心。
不论是为了健康，还是为了性感、强壮，
耐心地用汗水浇灌出强健的
“男色腰肌”都是有必要的。

PART 08

健腰5式，
耐心浇灌诱人的“男色腰肌”

强壮的腰肌——雄性激素在积聚

偶像剧中的型男永远要将自己的腰身练得强壮有力，为的是迷倒万千粉丝，为的是捍卫自己的美男形象。而现实生活中的男人们呢？腰不仅仅只关乎身材，腰是捍卫男性尊严的关键，而生活中大多数男士的腰腹都是赘肉横生，长时间地在办公室伏案工作，更是让大家的腰肌严重劳损，这已经不仅仅是形象上的问题，它已经危及健康了。持续的腰肌劳损或是腰椎间盘突出，并不只是疼几下而已，它会让你直不起腰，甚至是瘫痪。

斯巴达勇士或者是角斗士拥有强健的腰腹，这让他们在战场上战无不胜，面对任何勇猛的敌人或者猛兽都能闪转腾挪，然后回以致命的一击。现代职场虽不及古代战场贴身厮杀，但是要想在职场竞争中一路“披荆斩棘”，除却拥有睿智、冷静的头脑，你还需要拥有强健的体魄，而没有腰的支撑，男人还谈何体魄。

我们的腰肌主要包括：

腰肌位于脊柱腰部两侧和骨盆内，主要由腰大肌组成，近固定时，使大腿屈和旋转；远固定时，两侧肌肉同时收缩，可使躯干前屈和骨盆前倾。此外，腹外斜肌以及竖脊肌也可以算作腰部肌肉的组成部分，共同维持着腰部的健康。

腹外斜肌位于腹外侧面及前面的浅层，收缩时可使脊柱前屈或者控制身体转动。主要通过交替式仰卧起坐及负重体侧屈锻炼腹外斜肌。

竖脊肌是脊柱伸肌，位于背部脊柱两侧，自头部直至骶骨。下固定时，两侧同时收缩，可使头部及脊柱伸展，如抬头、挺胸、塌腰等动作，平时可以通过负重两头起锻炼此肌的力量和体积。

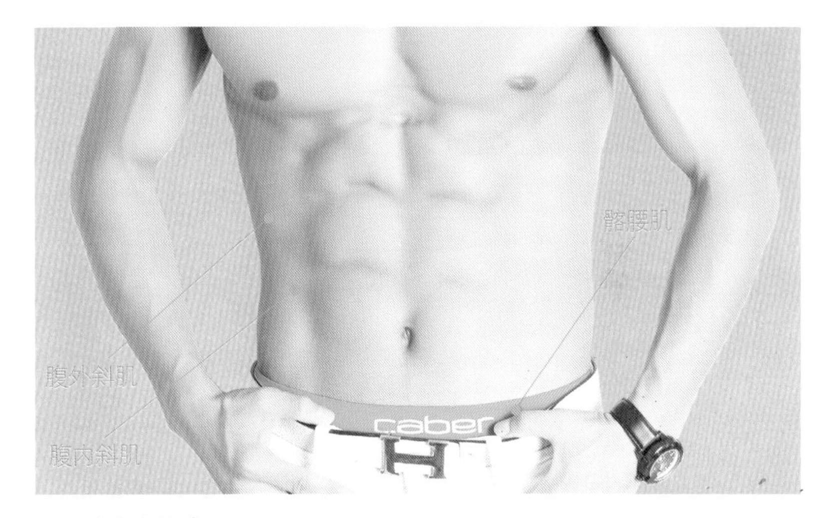

自测腰腹

1. 坐姿，朝前伸直双腿，在保持躯干没有前倾后仰的基础上，将我们的双臂举起，然后看一下自己能否坚持 30 秒钟不动，若没坚持住，证明你真的要加强腰部肌肉练习了。

2. 腰腹测量的标准是相同的，通过测量腰围来检测自己的腰腹是否过大。三围的大小关系应该是：腰围 < 臀围 < 胸围，且腰围为胸围的 75% 为最佳。

强健腰背，减腹刻不容缓

腰背总是直不起，整个人无精打采

坐班的工作方式，让人养成了瘫软的习惯，一坐在椅子上就想靠着椅背，久而久之，腰背就直不起来了。

每天早上起床的时候腰肌都有酸胀感

不正确的坐姿，让腰肌和腰椎承受更多的外力，时间一长，就会感觉肌肉酸胀，并很快演变成腰肌劳损。

弯腰、爬楼，都会明显感觉到腰酸背胀

坐班制让我们整日慵懒地坐在电脑前敲字，不仅将我们的腰身养肥了，还消减了我们的腰背力量。现在只要稍微站久一点儿，就会明显感觉到腰酸背疼，尤其是弯腰时，后腰会异常难受。

绳索体侧屈——腰腹燃脂，紧实腰腹

训练次数和组数
每组做12~15次，
共做3~5组。

功效导航

● 针对腰部进行的专门训练，能够有效消除腰腹脂肪，提高腰腹力量，对于收紧腰腹、缩小腰围有很明显的功效。

● 有效锻炼腰方肌，增加腰部肌肉，让腰腹肌肉更有层次和雕塑感。

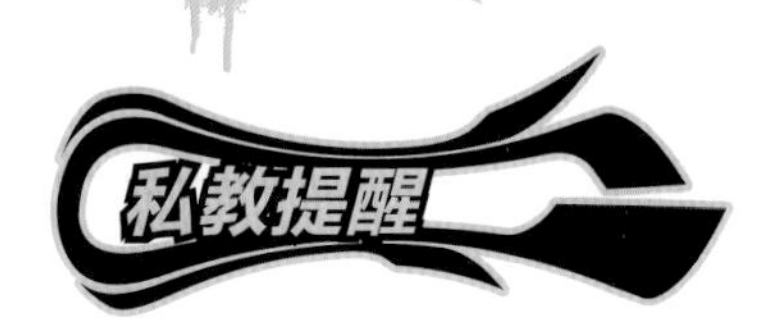

1. 身体倾斜的过程中，除了腰腹部，身体其他部位仍旧保持平直，不能前后偏转。髋部也必须始终保持在中立位，不能左右摆动，要明确腰腹才是运动部位。

2. 个人可根据自身条件调节加载拉环的砝码，让腰腹肌肉得到更有效的锻炼。

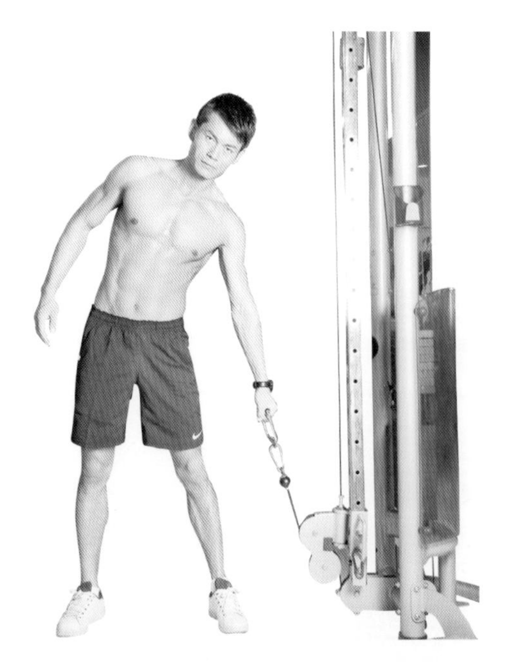

01 两腿分立，与肩同宽，左手握住拉环，同时身体向左侧倾斜，短暂停留，调整呼吸。

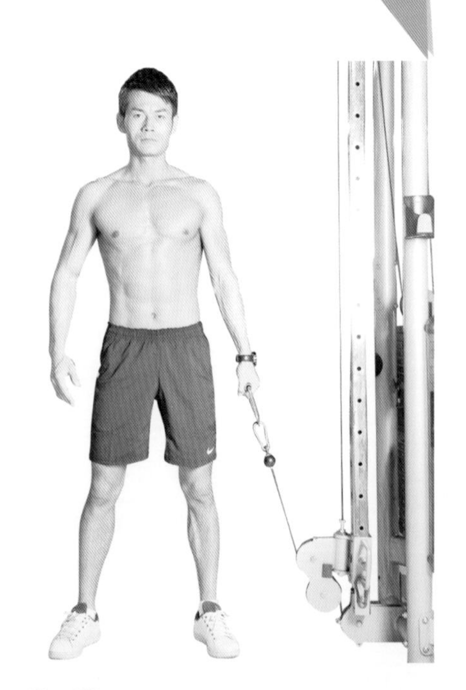

02 呼气，双手握紧拉环上提至身体正直为止，短暂停留后还原至起始处，同时吸气。接着呼气，重复以上动作。

负重体侧屈——紧实腰腹，雕塑腹外斜肌

训练次数和组数
每组做12~15次，
共做3~5组。

功效导航

主要练习部位为腰方肌，能够消除腰腹两侧的赘肉，提升腰腹两侧的紧实度，同时提升腰力以及轮廓感。

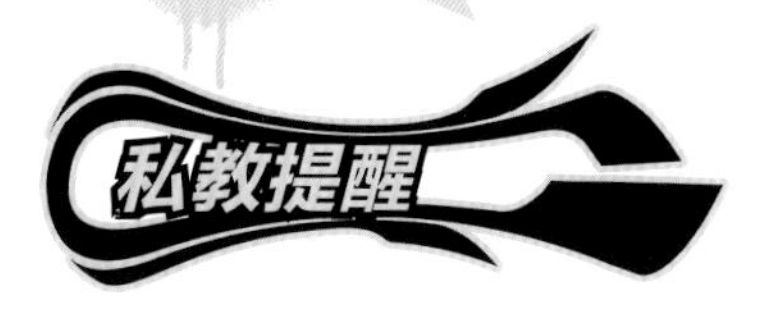

1. 练习者可根据自身条件选择适合自己的哑铃重量，让运动更加高效。

2. 在运动时，只有腰腹进行体侧屈，身体其他部位，尤其是髋部保持正直，不能左右摆动。

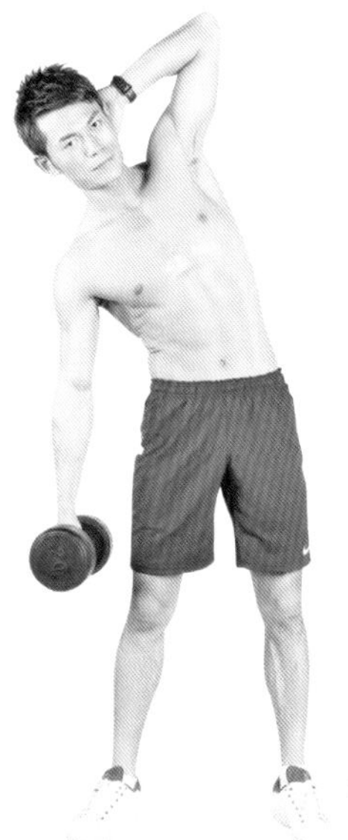

01 双脚分立，与肩同宽，右手握住哑铃自然垂放于体侧，同时用左手扶住头部，保持身体平衡。

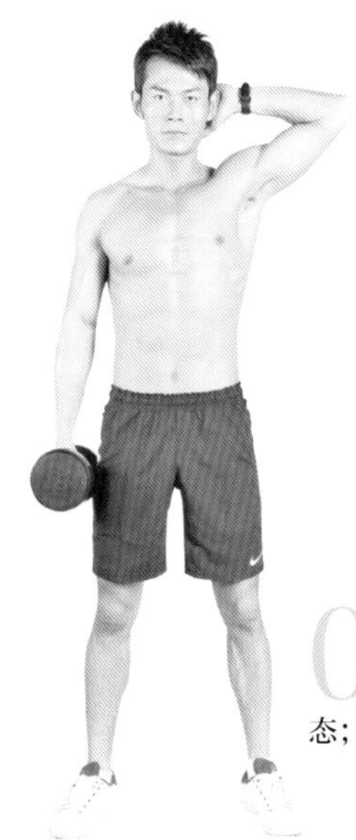

02 呼气，腰腹用力，将身体拉伸至直立状态；接着吸气，重复以上动作。

型男课堂

熬夜对人体健康的影响是人所共知的，经常熬夜不仅容易长黑眼圈，导致皮肤粗糙，还会对心脏造成伤害。研究发现，神经活动能加速心脏的跳动，而夜晚的神经活动会减弱，相应地，心脏跳动速度也会减慢。熬夜就会造成心脏强制加速跳动，以适应工作节奏，久而久之，必然对身体造成伤害。因此，为了自己的健康，请尽量避免熬夜。

杠铃硬拉——增强腰背力量

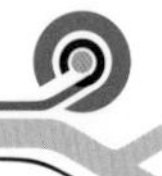

训练次数和组数
每组做12~15次，
共做3~5组。

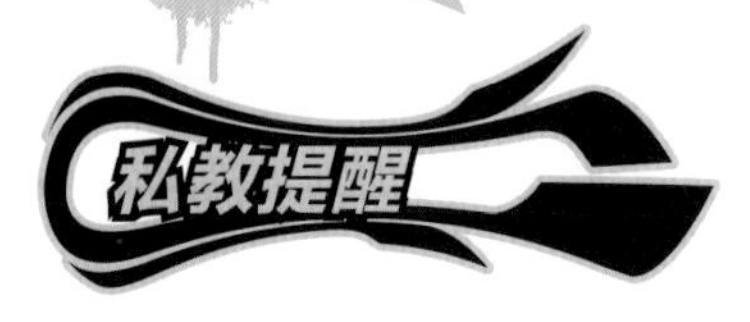

1. 在运动的准备姿势时，身体重心应该后移，双膝的位置以不超过脚尖为宜，这些都是为了避免对膝关节造成压迫，也是为了取得更好的运动效果。

2. 杠铃抬起的过程中切忌耸肩，身体挺直后，还要收紧肩胛骨，动作才算完成。

3. 手臂在运动过程中只是起到一个辅助的作用，因此要避免手臂在提拉的过程中用力。

功效导航

● 主要的训练部位是后腰，对于增强腰力、紧实后腰肌肉有很好的效果。

● 能够改善腰椎问题以及腰背酸胀症状，但腰椎有问题的练习者尽量避免练习此动作，它对练习者的腰力要求非常高。

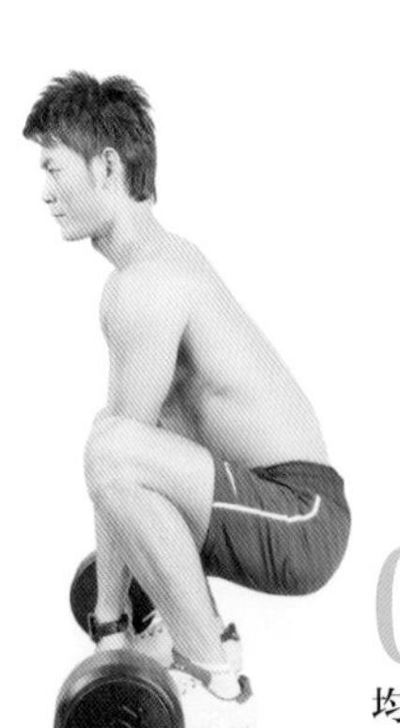

01 下蹲，双腿分立，双手均衡握紧杠铃杆，腰背平直，重心后移。

02 呼气，慢慢将杠铃拉向膝盖位置，腰背始终平直，腹部收紧，臀部后翘。调整呼吸，以后每次动作都从此处开始。

03 呼气，身体借助腰腹力量慢慢向上抬起，直至身体挺直，腹部微收。然后身体还原至起始处，同时吸气。接着呼气，重复以上动作。

型男课堂

便秘是一件很让人头疼的事，它不仅影响我们的心情，还会影响身体健康。要防止便秘，除了在饮食上多吃蔬果，补充膳食纤维，促进胃肠蠕动之外，还应该改掉排便时间过长、排便看书看报、排便吸烟等习惯，这些习惯都会分散注意力，影响正常排便。另外，长时间便秘可以选择服用蜂蜜水或者通便类的药物，清晨坚持排宿便也是一个杜绝便秘的好习惯。

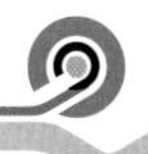

侧桥支撑训练——腹部燃脂、消减腰围

训练次数和组数

每组做12~15次，
共做3~5组。

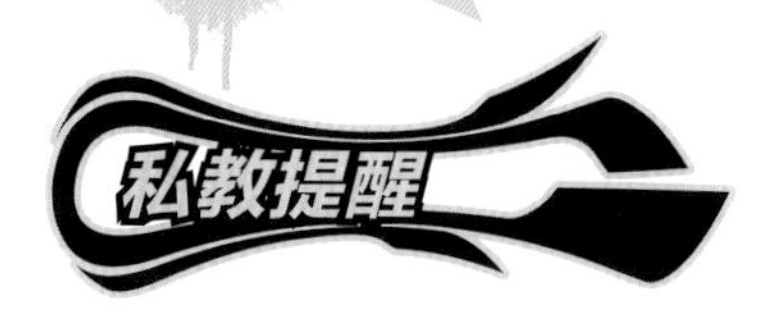

1. 身体以腰腹运动为主，其他部位尽量避免参与运动，尤其是双腿应尽量伸直。

2. 身体在抬升时，要注意保持身体的平直，切勿倒向前后两侧。

功效导航

● 主要锻炼部位为腰方肌，除了能够快速消除腰腹两侧的脂肪、减小腰围，还能拉伸腰腹两侧肌肉，让腰腹肌肉线条更加柔和、紧致。

● 对腰部不适也有一定的改善效果，能够有效舒展腰椎，达到活化腰椎，防止腰椎老化变形的作用，进而强化腰椎。

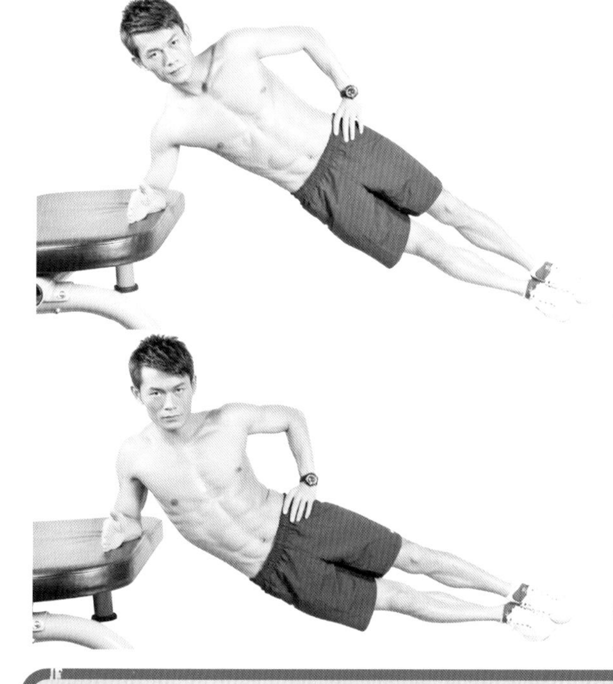

01 身体侧靠在平板，右手前臂扶靠平板，连同右脚侧面共同支撑身体，双腿并拢、伸直，然后左手叉腰，腹部收紧。

02 吸气，腰腹慢慢下沉，直至腰腹收紧，短暂停留后恢复身体平直，同时呼气。接着，调整呼吸重复以上动作。右侧腰腹训练完后，改换左侧腰腹训练。

型男课堂

每周坚持吃两次素食餐，是相当有益健康的。在日常生活中，我们经常吃油腻辛辣的食物，容易对胃肠造成负担，还容易在体内积累一定的毒素。每周两次素食除了能够减轻胃肠的负担，让胃肠好好地休休假，还有助于清空胃肠道的垃圾，以更好的状态消化吸收食物。

高尔夫训练——灵活腰腹、改善腰部不适

训练次数和组数
每组做12~15次，
共做3~5组。

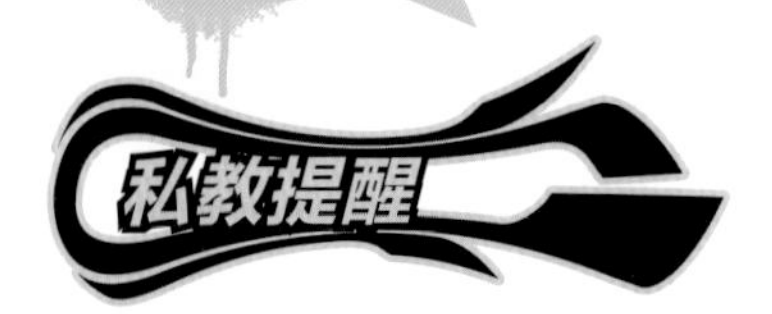

此动作的主动肌是腰腹肌肉，依靠体转带动手臂拉伸绳索，当然手臂也会参与到运动中，但应记住手臂不得过分用力，以增大腰腹阻力。

功效导航

● 消耗腰腹脂肪，让腰腹更加紧实。同时在转体的过程也进一步活化了腰椎。

● 肩部也参与到了运动中来，能够消除肩部赘肉，对紧实肩、背都很有帮助。

● 它还是一个很好的打高尔夫球模拟训练，能够运动到打高尔夫球时所动用的肌群，提高球技。

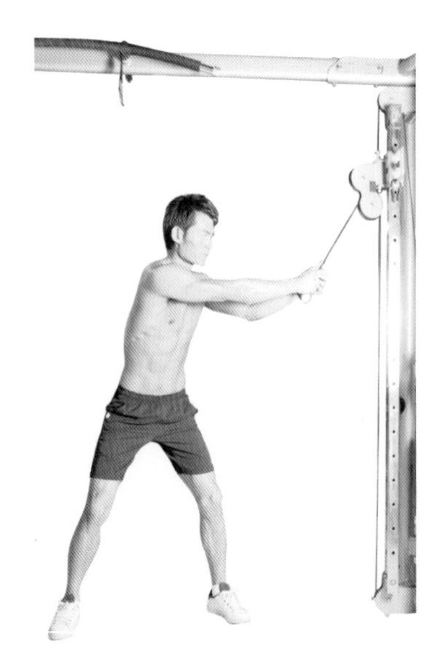

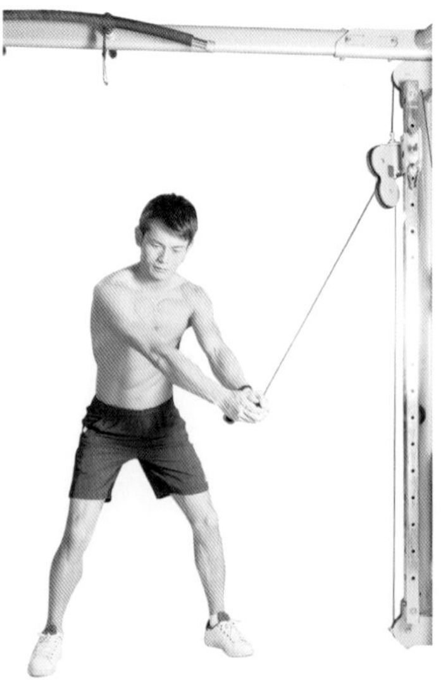

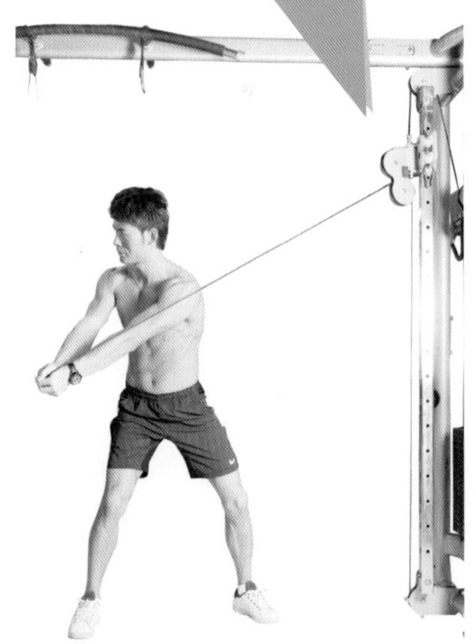

01 两腿微屈分立，略宽于肩。双手交叠握住绳索的把手，然后抬起至身体左侧，高度略低于双肩即可。

02 呼气，双手伸直将绳索拉向身体前侧，身体和头部方向始终保持一致。

03 继续拉动绳索，直至腰腹收紧为止。短暂停留后身体还原，同时吸气。

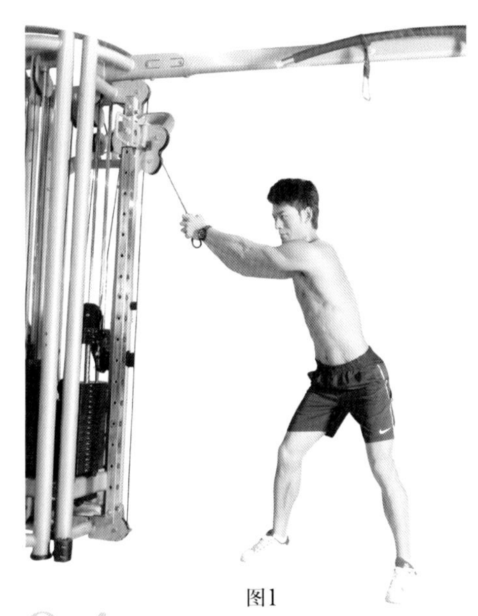
图1

04 左侧腰腹拉伸完后，更换至另一侧，继续拉伸右侧腰腹。如图1、图2、图3的步骤。

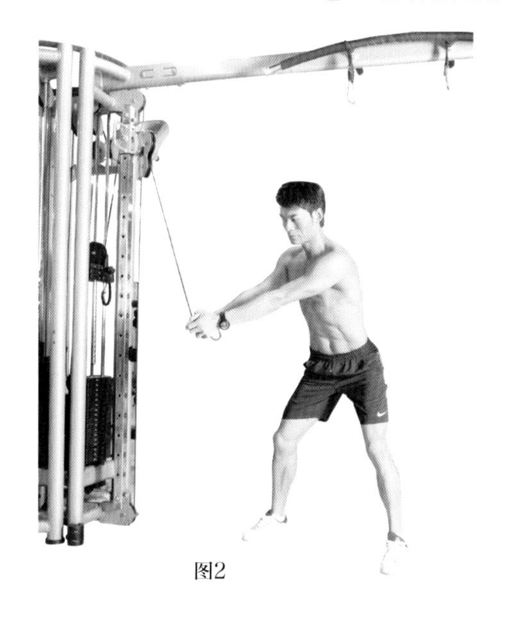
图2

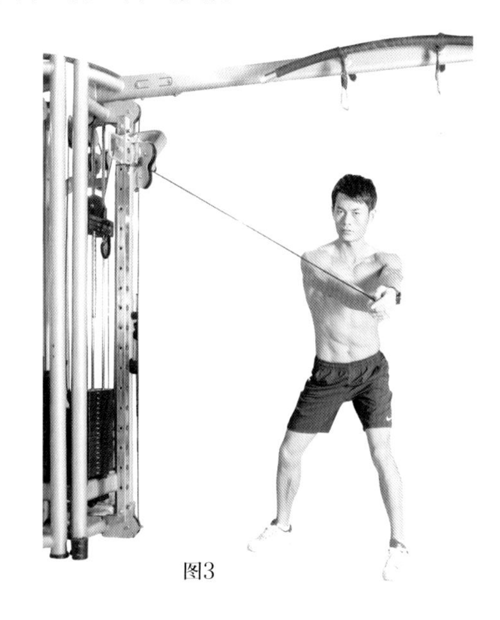
图3

型男课堂

过度节食是一种不合理的减肥方式，由于能量供应不足，体内就需要动用脂肪库存，胆固醇随之移出进入胆汁，使胆汁中的胆固醇浓度激增，胆汁变得黏稠，容易析出结晶，诱发胆结石。另外，过度节食容易造成营养缺乏，引发智力和记忆力下降以及脱发等问题。

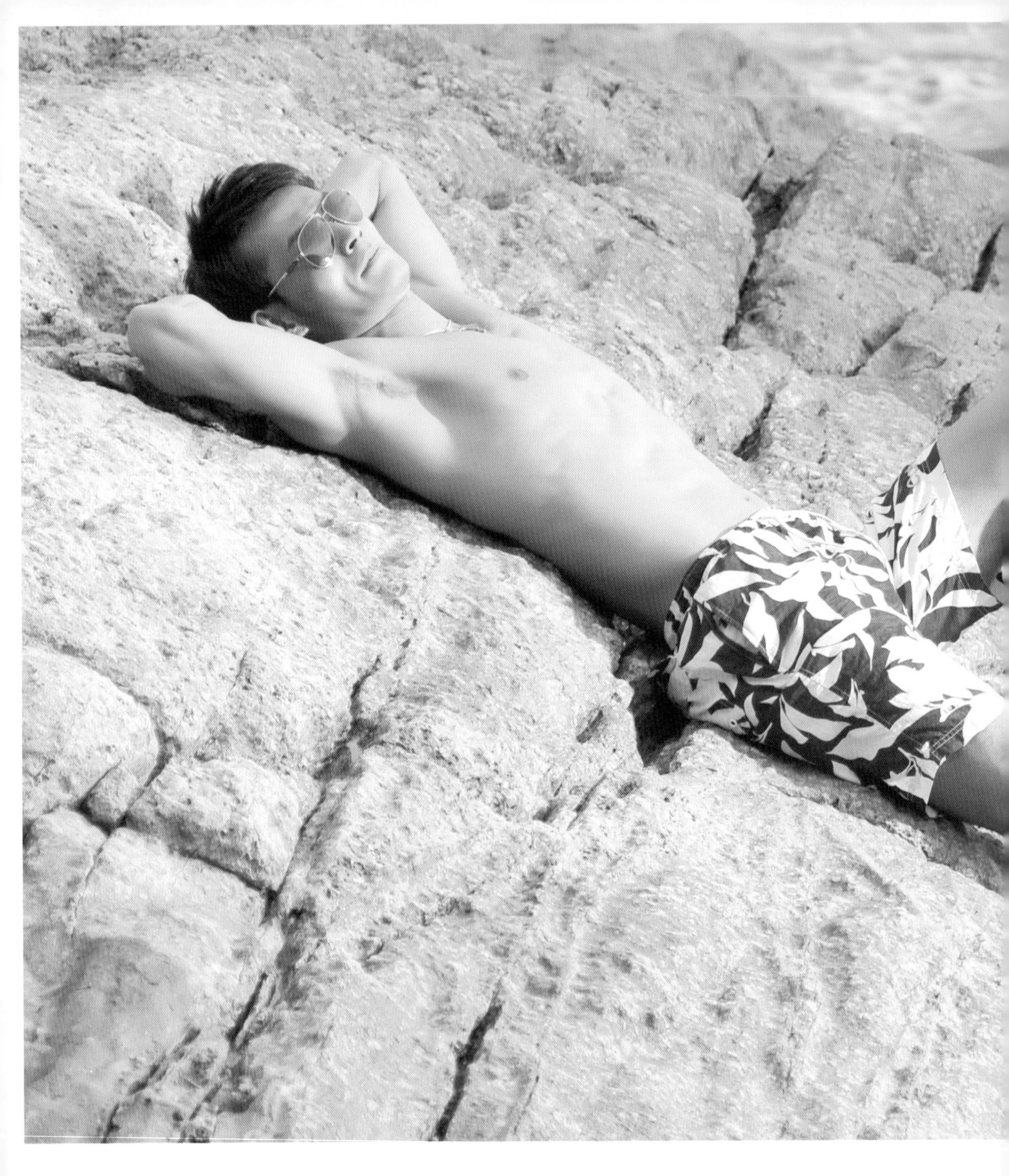

Ten Effective Training for Fat Loss of the Lower Body

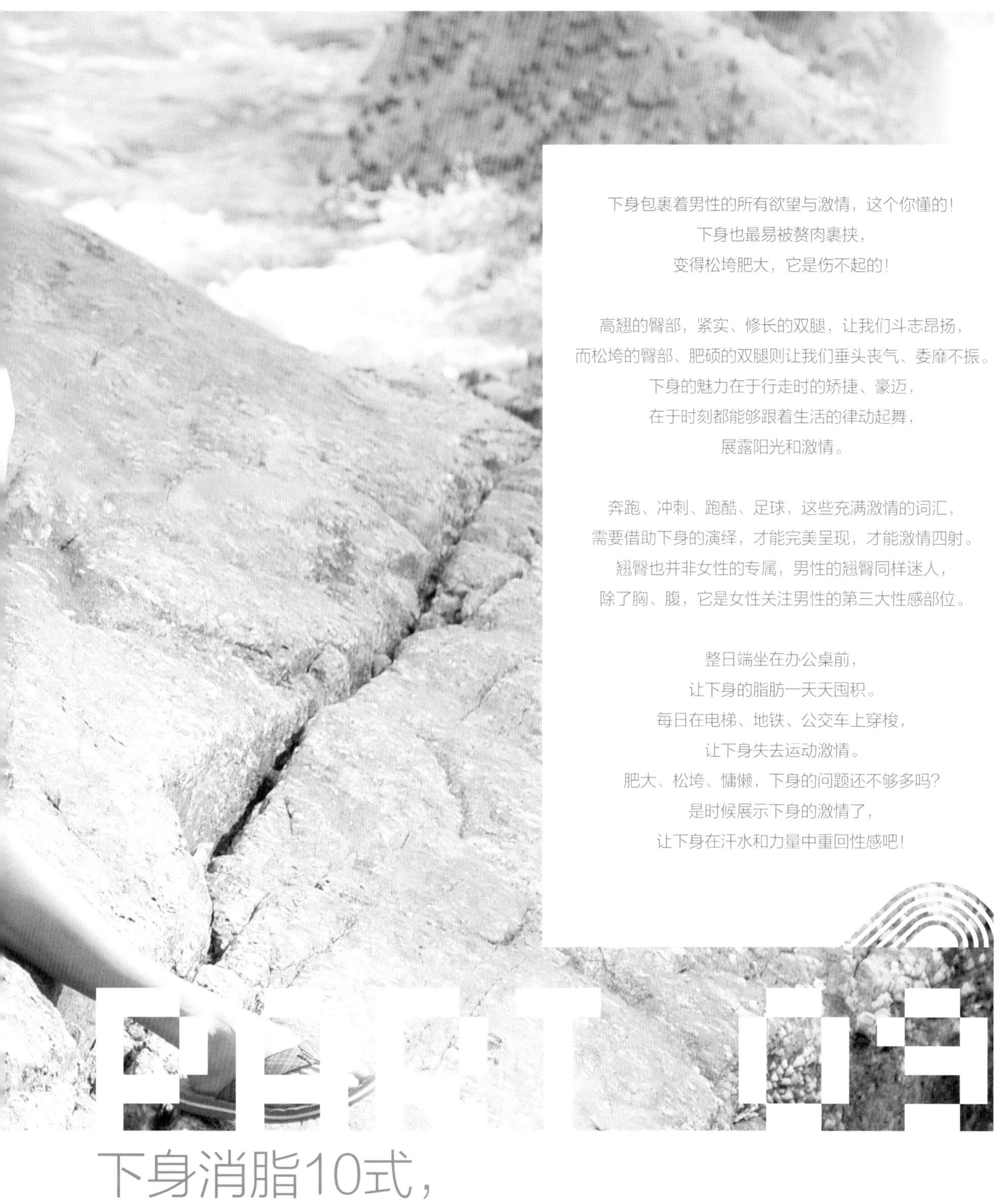

下身包裹着男性的所有欲望与激情，这个你懂的！
下身也最易被赘肉裹挟，
变得松垮肥大，它是伤不起的！

高翘的臀部，紧实、修长的双腿，让我们斗志昂扬，
而松垮的臀部、肥硕的双腿则让我们垂头丧气、萎靡不振。
下身的魅力在于行走时的矫捷、豪迈，
在于时刻都能够跟着生活的律动起舞，
展露阳光和激情。

奔跑、冲刺、跑酷、足球，这些充满激情的词汇，
需要借助下身的演绎，才能完美呈现，才能激情四射。
翘臀也并非女性的专属，男性的翘臀同样迷人，
除了胸、腹，它是女性关注男性的第三大性感部位。

整日端坐在办公桌前，
让下身的脂肪一天天囤积。
每日在电梯、地铁、公交车上穿梭，
让下身失去运动激情。
肥大、松垮、慵懒，下身的问题还不够多吗？
是时候展示下身的激情了，
让下身在汗水和力量中重回性感吧！

下身消脂10式，
尽情挥洒速度与激情

发达的下肢肌肉——速度与激情的展现

古罗马斗兽场的斗士们，在与猛兽周旋、厮杀时，除了要拥有健硕的手臂，紧实、有力的双腿也是必不可少的。这是为了保证双腿能有足够的力量应付野兽的猛扑，有足够的速度逃过猛兽的一次次追捕。

回到绿茵球场上，敌对双方较量的焦点是脚下功夫，不仅双腿要矫健、灵活，还要有激情、动感，每位足球运动员都是足球场上的舞者，当拉丁天后夏奇拉唱响那首南非世界杯主题曲《waka waka》时，足球场就成了一场舞会，梅西、卡卡、C 罗会用动感的舞步让整个赛场沸腾。那灵动的步伐，脚下功夫出神入化，双腿的肌肉在跑动中欢腾着，激情四射，魅力十足。

男士们只穿一条内裤，半身赤裸的状态是最性感撩人的。因为除了能让大家看到上身发达的胸肌和“王”字腹，还能若隐若现地展示高翘的臀型和发达的腿部肌肉，让人遐想。为什么内裤广告总是钟情于足球运动员，因为从贝克汉姆到 C 罗，足球运动员都拥有着高翘的臀部，最重要的是，下身与足球拥有共通的特点，张扬激情与男性魅力。

相对于那些斗士和足球运动员，生活在钢筋水泥间的人们缺少了一份血性和激情，整个身体端坐在电脑桌前的我们，丧失的何止是双腿的健硕和性感，还有双腿的灵动与激情。即使不提及血性、激情，健硕的双腿也很重要，因为它还关乎形象、健康。

我们下身的肌肉包括：

腿部肌肉群主要由臀大肌、股四头肌、股二头肌、腓肠肌等几大肌肉群组成，主要负责大腿、小腿以及脚的屈伸、绕转等动作。可以通过正确的运动刺激肌细胞组织，为细胞吸取氧气和营养物质创造有利条件，并为排出代谢产物提供方便条件，从而提高腿部肌肉的工作能力，促进肌肉更快生长。

好的腿部肌肉群，不仅能使你的体格看起来更有整体感，对血液的循环系统健康也有很大的帮助。

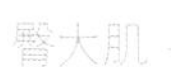

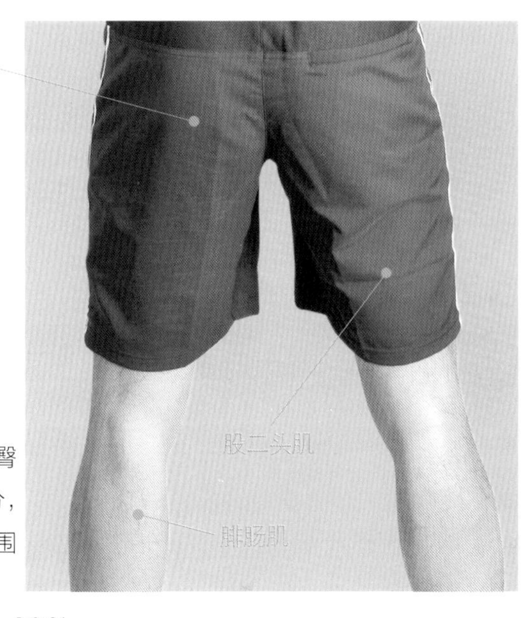

下身自测

1. 下身主要包括臀部、大腿和小腿三部分，它们的标准围度与胸围之间的关系如下：

臀围 = 标准胸围 × 90%

大腿围 = 标准胸围 × 54%

小腿围 = 标准胸围 × 36%

2. 爬楼梯检测腿部力量：用 40~50 秒钟时间连续爬楼梯，速度要比走路时略快。如果跑完后感觉轻松，说明腿部力量较好；如果感觉吃力，则说明腿部力量不足，同时也说明心肺功能不太好，需要锻炼了。

下身伤不起，消脂刻不容缓

大腿太粗，穿牛仔裤很纠结

牛仔裤是很多人的最爱，可是因为大腿太粗，往往穿着紧实的牛仔裤感觉非常难受，只能放弃自己的喜好，选择穿休闲装或者运动装了。

双腿肥大、爬楼困难

因为双腿的肥大，每次爬楼感觉举步都非常困难，几层楼爬下来，浑身就已经汗湿了。

双腿太粗，影响整体身型

双腿太粗，就会拉低整个身型，看起来格外肥大、矮小，本来 174 厘米的身高，硬是被人问有没有 170 厘米。

俯卧腿弯举——大腿燃脂，打造股二头肌

训练次数和组数
每组做12~15次，
共做3~5组。

功效导航

● 有效消耗大腿前侧脂肪，改善大腿臃肿问题，同时强化股二头肌，让腿部肌肤更加紧实，提高腿部力量，让双腿更加健硕。

● 臀下部也参与到了运动中，对于消耗臀下脂肪、紧实臀部都有很大的帮助。

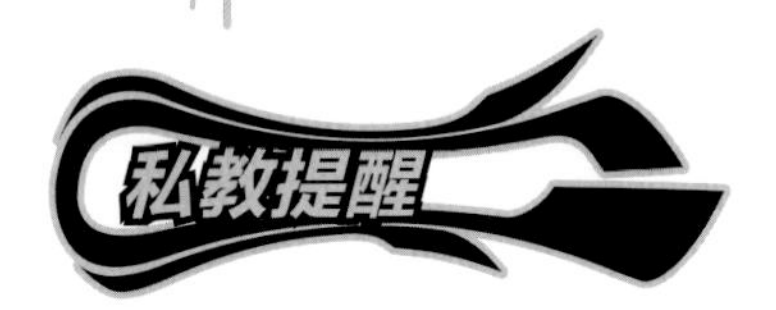

俯卧在器械椅上时，一定要保持身体正直，避免歪斜，双腿弯曲的方向应与滚轴运动方向保持在同一直线上，这是为了运动顺利进行，也是为了避免运动中腰椎和膝关节磨损。

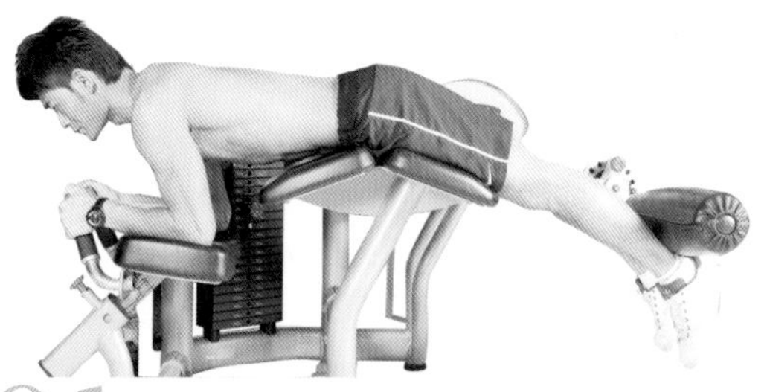

01 俯卧，双手握紧器械椅的把手，前臂平放在靠垫上，双腿并拢于滚轴下方，腰背尽量保持平直。

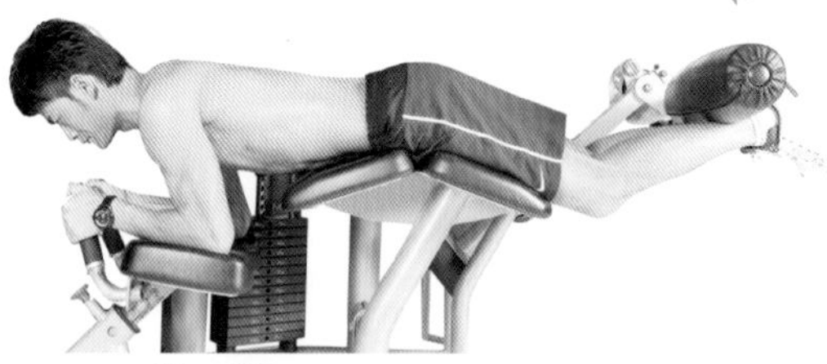

02 呼气，双腿用力向后弯举，带动滚轴向上弯曲。

★ 增肌小课堂——股二头肌

股二头肌位于大腿后面外侧，近固定时，使小腿屈和外旋；远固定时，拉小腿向前，以维持足弓。锻炼股二头肌除了可以增强腿部力量，还能改善腿部线条，让腿部看起来更加修长。

锻炼股二头肌时，除了做俯卧腿弯举动作，对股二头肌进行单独锻炼外，还可以将股二头肌的锻炼加入到大腿训练中，这样不仅能提高练习效率，更重要的是会让大腿发展得更加均衡，避免大腿前后侧的肌肉不协调，动作选择包括杠铃深蹲、哑铃箭步蹲等。

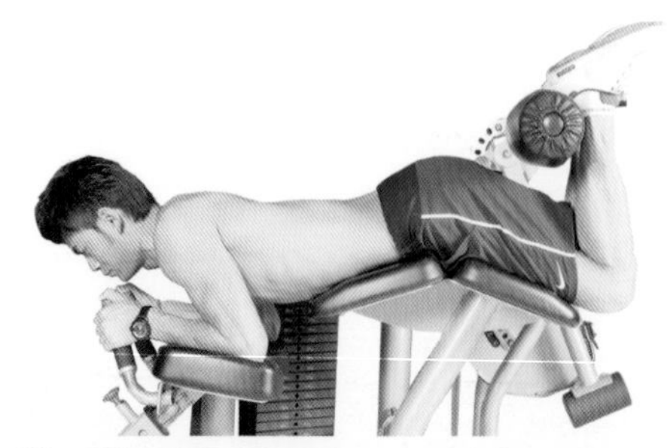

03 继续弯曲至滚轴尽头，短暂停留后双腿缓缓放下至双膝微屈，同时吸气。接着呼气，重复以上动作。

负重俯身后摆腿——臀部燃脂，挺拔臀部

训练次数和组数

每组做12~15次，共做3~5组。

功效导航

有效消耗臀部和大腿脂肪，在抬升大腿的过程中，臀部肌群向上推动，这样能有效提升臀围线，改善臀部松垮问题，经常锻炼能让臀部更加紧实、挺拔。

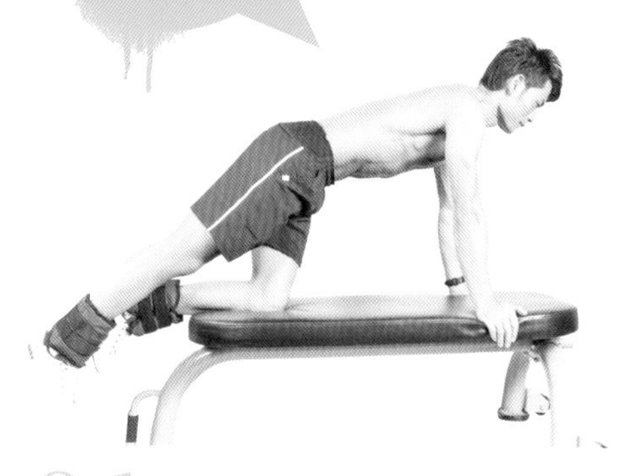

01 俯身，双手伸直扶住平板边沿，左脚单膝跪在平板上，右脚伸直抬离地面。腰腹收紧。

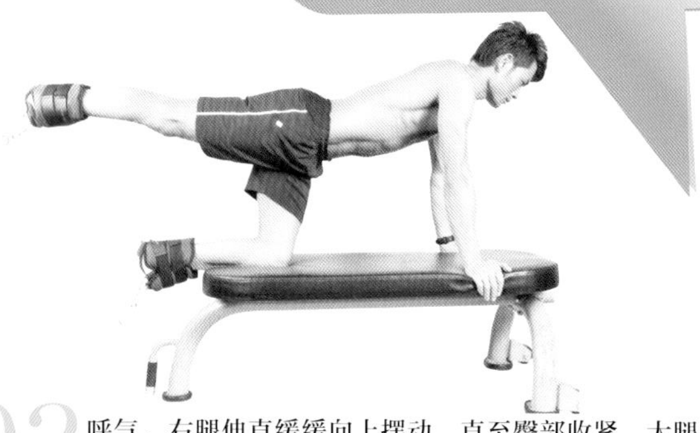

02 呼气，右腿伸直缓缓向上摆动，直至臀部收紧，大腿与地面平行即可，短暂停留后慢慢放下腿，同时吸气。接着呼气，重复以上动作。一组动作完成后，改换左腿进行同样运动。

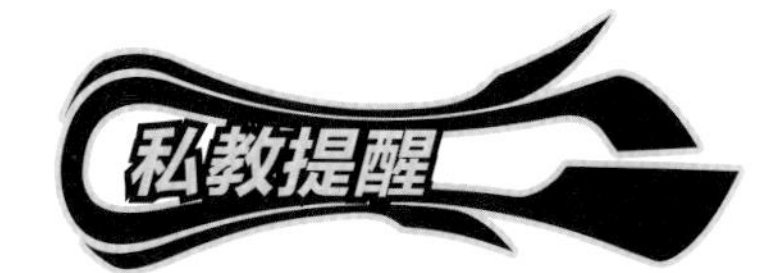

1. 腿部向后抬起时，脚尖要始终朝向地面，不能偏转，否则会降低运动难度和效果，还会磨损髋关节。

2. 可将俯卧姿势改为侧卧姿势进行后摆腿练习，功效同样显著。

错误示范

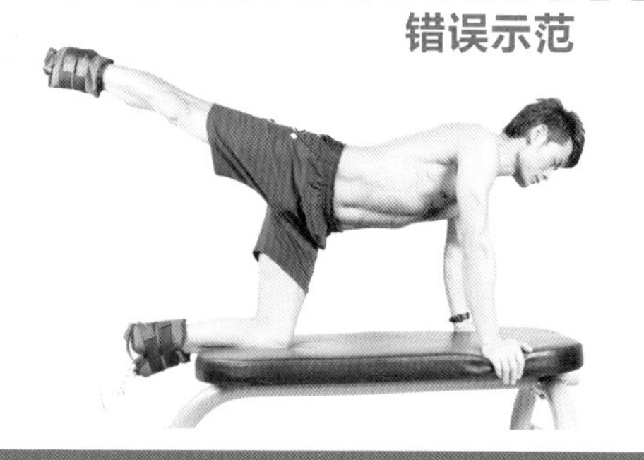

型男课堂

保护精子需要注意以下习惯：不穿紧身裤或者牛仔裤，尽量避免久坐，前者会对阴囊造成压迫而影响精子发育，后者会导致阴囊温度升高而影响精子存活；内裤应该勤换勤洗，保持内裤的清洁、干燥，给阴囊提供一个干燥、舒适的环境；另外，平时也不要做过于激烈的运动，如足球比赛等，这也会造成精子质量低下。烟、酒对精子的伤害更是被反复提及，应引起高度重视。

杠铃深蹲——大腿消脂，提升腿部力量

训练次数和组数
每组做12~15次，
共做3~5组。

功效导航

大腿和臀部在蹲起过程中持续受力，能够迅速燃烧大腿后侧和臀下脂肪，持续锻炼能改善臀部肥大和大腿粗大的问题。

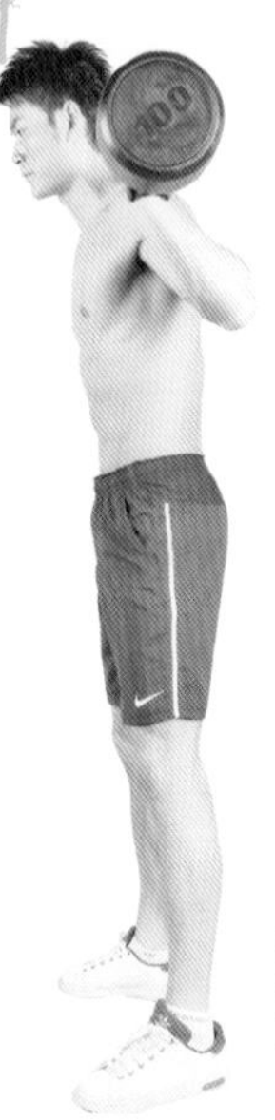

01 双手等距地握住杠铃杆，举起杠杆，放在肩上（上斜方肌中束的位置），头部微微前倾，双腿分立，略宽于肩，腰背挺直。

02 吸气，身体重心后移，双腿慢慢下蹲至大腿与地面平行且身体略微前倾为止。短暂停留后双腿用力抬起至站立状，同时呼气。接着吸气，重复以上动作。

错误示范

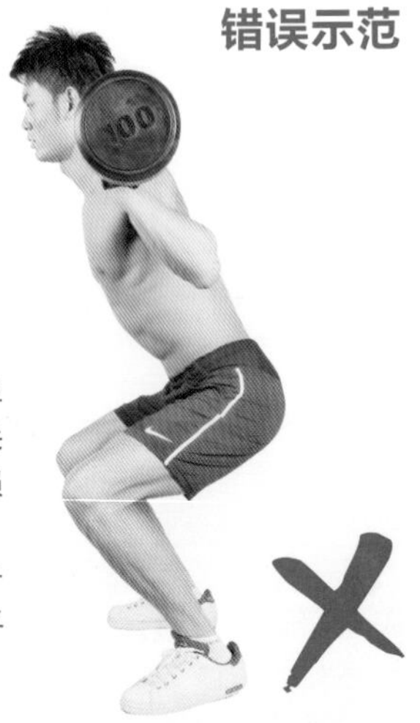

型男课堂

番茄是很常见的一种食物，它不仅味美，而且还有一些营养物质是特别针对男士，吸收这些物质，男性会更加强健。男士们可以通过食用番茄为身体筑起一道预防前列腺癌的保护网，这是因为番茄里含有大量被称为番茄红素的类胡萝卜素。需要注意的是，这种番茄红素必须和含有脂肪的食物一起烹饪，才能被人体充分吸收。因此，单单喝番茄汁是没用的。

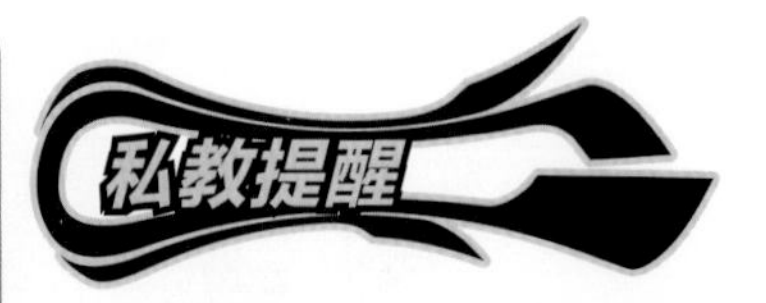

1. 身体下压时，为了保持身体稳定，克服重心后移的重力，上身应该前倾，但是需要注意双膝的水平位置不得超过脚尖位置，否则容易对膝关节造成压迫、磨损膝关节。

2. 身体前倾的角度不得超过15°，过于前倾会导致身体失去重心，不利于保持平衡，同时会对腰椎造成压迫。

举球深蹲——紧实、挺拔臀部

训练次数和组数
每组做12~15次，
共做3~5组。

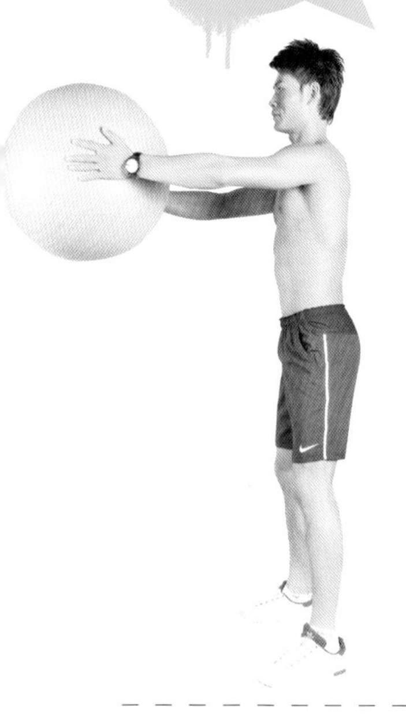

功效导航

● 持续锻炼大腿后侧和臀部肌肉，促进大腿和臀部脂肪分解，解决大腿肥大、松垮的问题，帮助男生打造健硕、紧实的腿部。

● 提高身体协调性和平衡能力，对大腿肌肉力量的提高也很有帮助。

01 双腿屈膝跨立，脚尖朝外，略宽于肩，双手拿住健身球，将其抬起至齐肩位置，身体保持平直。

02 吸气，双手姿势保持不变，身体慢慢下蹲至大腿与地面平行。短暂停留后双腿用力抬起至站立状，同时呼气。接着吸气，重复以上动作。

错误示范

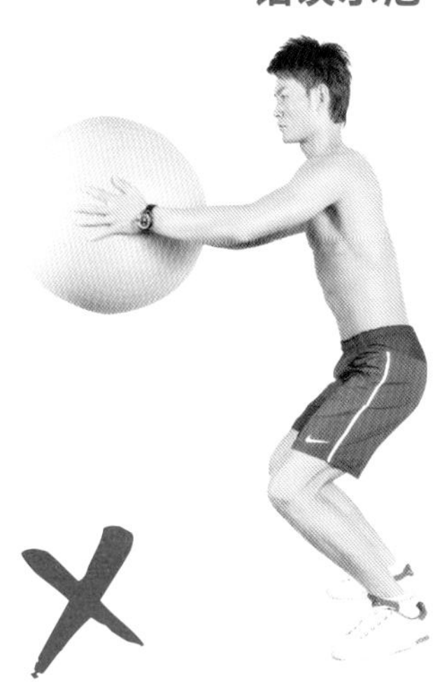

型男课堂

应定期清洗和更换床上用品，避免床上滋生细菌。在保证被褥干净的情况下，可以坚持裸睡，这样能够让身体舒展，帮助迅速入眠；同时还能让阴部脱掉一天的束缚，处于一个健康舒适的环境中，保证男性健康。

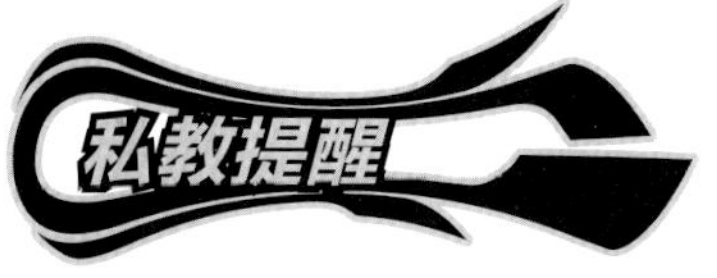

1. 身体重心应当后移，身体下压后，双膝的水平位置始终不能超过脚尖，这样才能保证平衡，不对膝盖造成伤害。

2. 在运动中，双手必须始终伸直且平行于地面，这是为了加大下蹲阻力和难度，也是为了提高身体的平衡能力。

哑铃箭步蹲——大腿内侧消脂

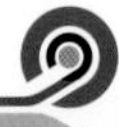

训练次数和组数

每组做12~15次，共做3~5组。

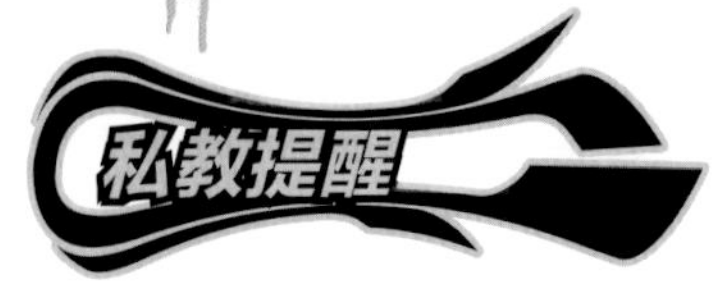

1. 双腿间距不要太小，否则会造成双腿屈膝困难，影响下蹲效果，下蹲前应该试试间距够不够。

2. 下蹲时，一定是沿着身体的中垂线下蹲，而不是前倾或是后仰，前倾会对双膝造成压迫，而后仰则很难保持身体平衡，容易摔倒。

功效导航

● 主要针对大腿内侧和臀部的训练，能有效消除大腿和臀部脂肪，有利于缩小臀围，紧实臀部肌肉。

● 双腿跨开运动除了能够拉伸大腿内侧肌肉，还能激活髋部，促进髋部血液循环，帮助改善下肢毒素堆积问题，增进身体健康。

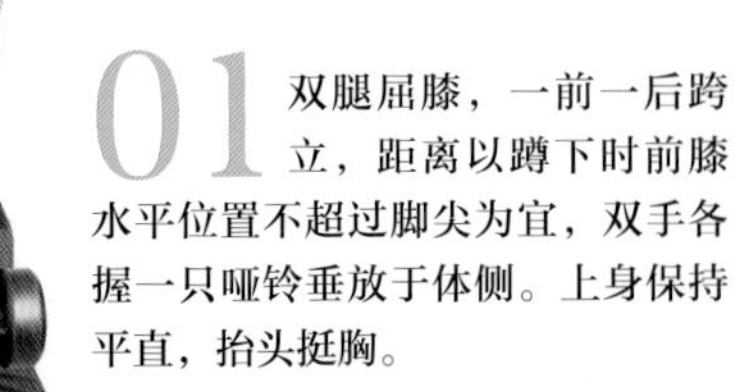

01 双腿屈膝，一前一后跨立，距离以蹲下时前膝水平位置不超过脚尖为宜，双手各握一只哑铃垂放于体侧。上身保持平直，抬头挺胸。

02 吸气，身体沿着中垂线慢慢下蹲，直至前侧（左腿）大腿平行于地面为止。短暂停留后双腿用力抬起至站立状，同时呼气。接着吸气，重复以上动作。

型男课堂

喜欢喝茶和咖啡的朋友，为了你的前列腺健康，以后请少喝浓茶和咖啡。浓茶和咖啡都具有令前列腺兴奋的作用。经常饮用浓茶和咖啡可能会造成前列腺肥大、增生或前列腺炎，越浓的茶对前列腺的伤害越大，经常饮用咖啡还容易造成排尿不顺的情况。

站姿后摆腿——打造臀大肌，让臀部更高翘

训练次数和组数
每组做12~15次，
共做3~5组。

功效导航

● 臀大肌是运动中的主动肌，通过运动可以有效激活臀大肌，促进臀大肌增长；有效改善臀部肥大、松垮问题，让臀部更加紧实、挺拔。

● 充分燃烧臀部和大腿脂肪，并在腿部后提的过程中，有效提升臀围线，进一步改善臀部松垮和大腿肥大的问题。

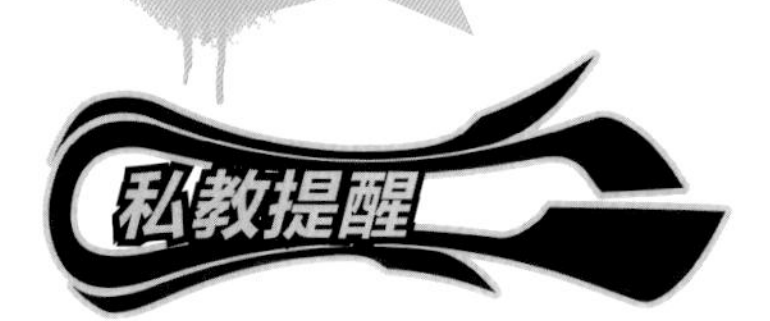

1. 一定要利用腘窝夹紧滚轴，这样才能保持滚轴顺利、平稳地前后摆动。

2. 双腿后摆的方向一定要与滚轴运动的方向保持在同一条直线上，这样能保证双腿摆动顺利进行，也能避免摆动时对腰椎和膝关节造成磨损。

3. 器械旁边可调节滚轴的高度和重量，练习者可以根据自身条件选择所需的重量和高度。

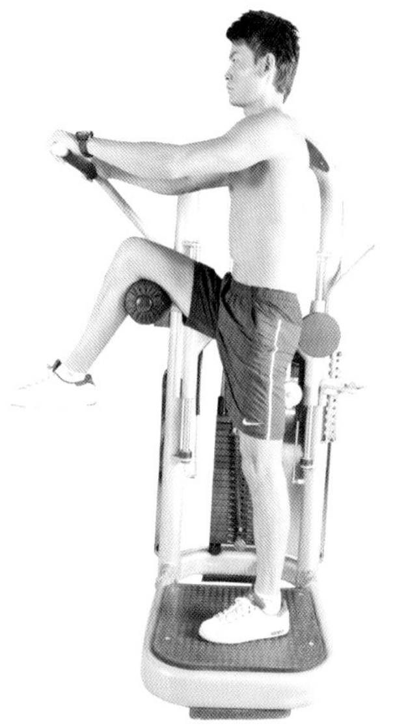

01 站姿，右腿放于滚轴上方，用腘窝夹紧滚轴，双手则扶住摆腿器的把手，维持身体平衡，目视前方，挺胸收腹。

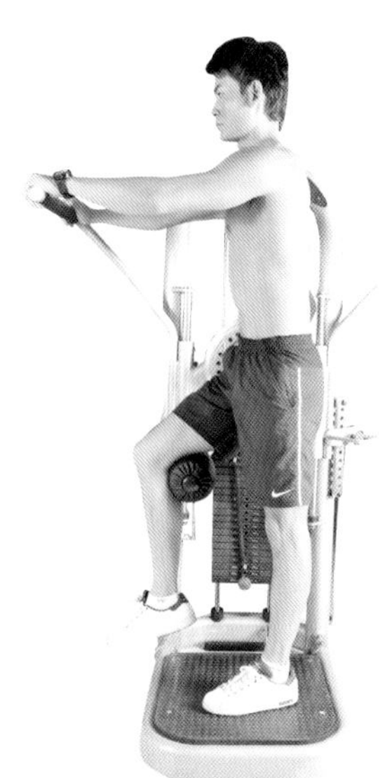

02 呼气，慢慢向后摆腿，带动滚轴后摆。

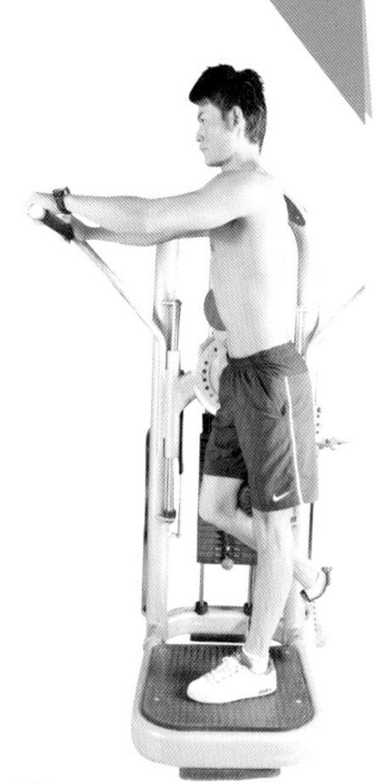

03 继续向后摆动滚轴，直至滚轴不能继续后摆为止。短暂停留后腿放松，还原至起始高度，同时吸气。接着呼气，重复以上动作。

坐姿腿屈伸——大腿消脂，凸显股四头肌

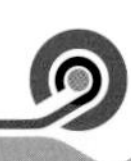

训练次数和组数
每组做12~15次，
共做3~5组。

功效导航

主要锻炼大腿内侧肌肉，能消除大腿内侧的多余脂肪，凸显股四头肌。

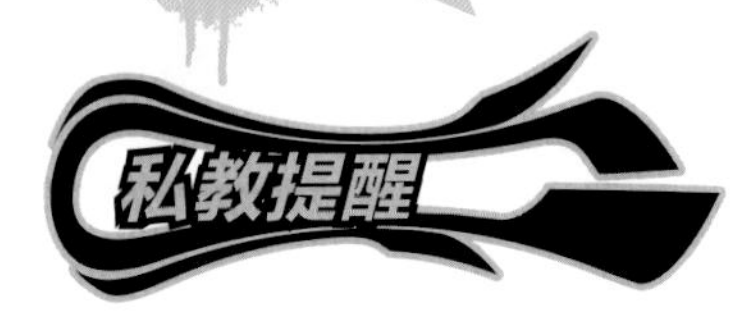

1. 双腿提起的方向一定与滚轴运动方向保持在同一条直线上，这样能保证双腿摆动顺利进行，也能避免摆动时对腰椎和膝关节造成磨损。

2. 练习者可以根据自身条件调节所需重量和高度。

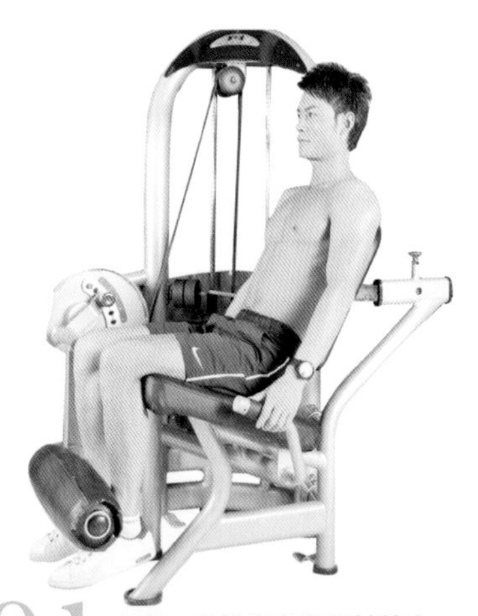

01 坐姿，身体仰靠在器械椅上，双手扶住器械椅两侧的把手，双腿张开勾住滚轴，保持腰腹收紧。

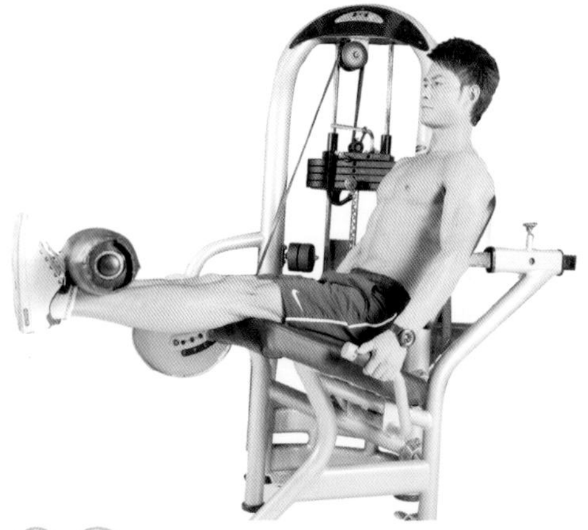

02 呼气，双腿用力慢慢将滚轴向上抬起，直至腿与地面平行为止。短暂停留后腿放松，缓缓落下，同时吸气。接着呼气，重复以上动作。

★ 增肌小课堂——股四头肌

股四头肌位于大腿前侧，由股直肌、股中肌、股外肌、股内肌组成，它是支持腿部运动，展示腿部线条的重要肌肉群。

连夺两届奥林匹亚先生的弗兰科·哥伦布拥有着极其发达的股四头肌，他的股四头肌训练方法比较特别，在训练时钟情于负重深蹲。与其他人的锻炼方式不同，弗兰科下蹲时的双腿间距不大，只有10～15厘米，这能保证下蹲时重量直达大腿，同时减轻膝盖所受的压力。另外，他会在练习时添加其他动作，如哑铃箭步蹲、机械举腿等，这样就能充分刺激股四头肌，促进肌肉生长。

小腿训练器——瘦小腿、增强小腿力量

训练次数和组数
每组做12~15次，
共做3~5组。

功效导航

● 主要是针对小腿展开的训练，能够加速燃烧小腿周围的脂肪，改善小腿粗大问题。

● 增强小腿肌肉，提高小腿力量，让小腿肌肉更加紧实、线条更加优美。

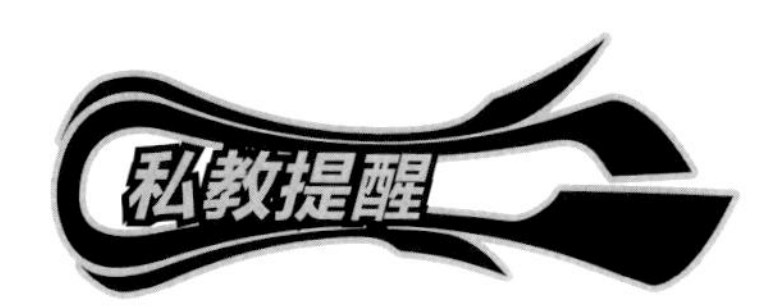

蹬腿器的重量也是可调整的，练习者可以根据自身条件选择适合自己的重量。

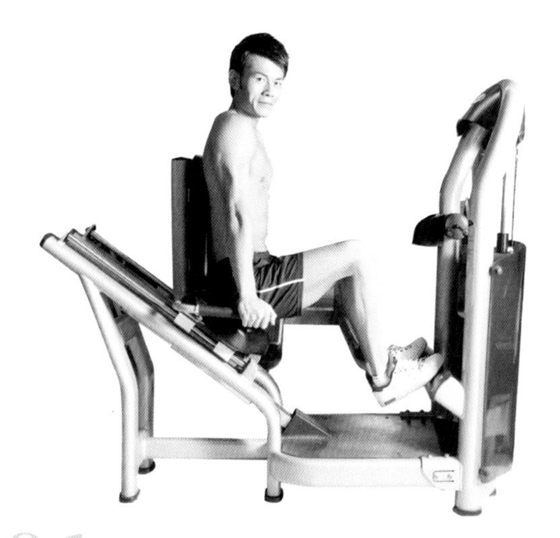

01 坐姿，上身保持平直，双手握住器械椅两侧的把手，双脚踩住踏板。

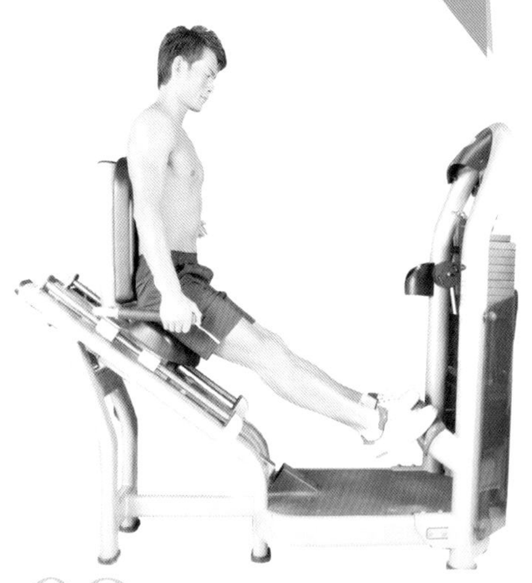

02 呼气，小腿用力蹬踏板直至小腿肌肉收紧，短暂停留后双脚缓缓放下，还原至起始处，同时吸气。接着呼气，重复以上动作。

型男课堂

现在很少有人会走路上班了，大都乘公交车、地铁或自驾车上班，不过为了你的健康，还是应该尽量步行或者骑自行车上班。步行能够活络筋骨，起到提高心肺功能、防止颈椎病和骨质疏松的作用。另外，如果单位楼层不太高，可以选择爬楼梯，既低碳环保又能起到锻炼身体的作用。

杠铃站姿提踵——小腿消脂，提升小腿线条

训练次数和组数
每组做12~15次，
共做3~5组。

功效导航

集中锻炼小腿，能有效改善小腿粗大问题，经常练习能够提拉小腿线条，让小腿肌肉更加紧实，让小腿看起来充满力量。

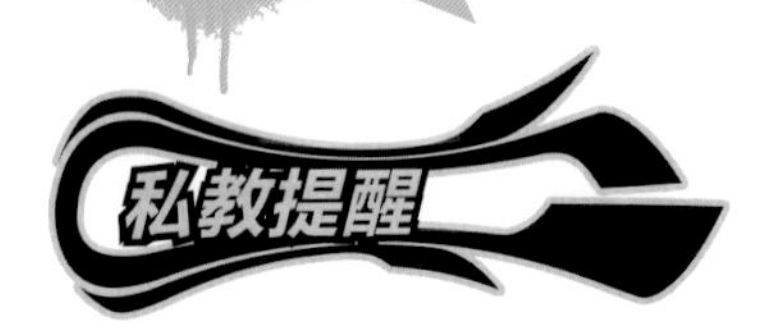

双脚踮地，抬起身体时，尽量保持身体正直，不能前倾或者后仰，否则容易造成身体失去平衡而摔倒。

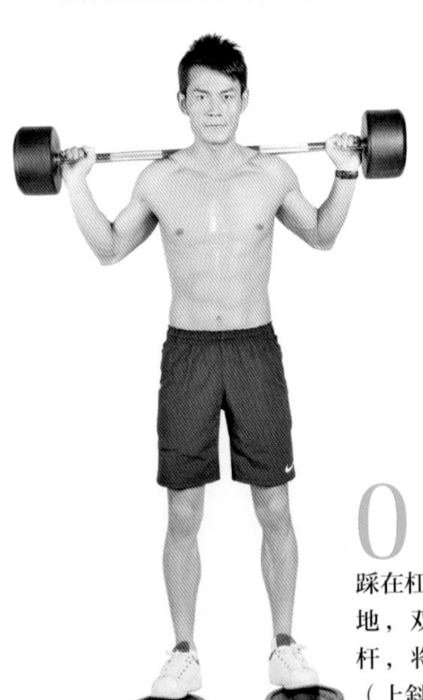

01 双腿分立，与肩同宽，脚尖踩在杠铃片上，脚后跟踮地，双手均匀握住杠铃杆，将杠铃杆放在肩上（上斜方肌中束）。

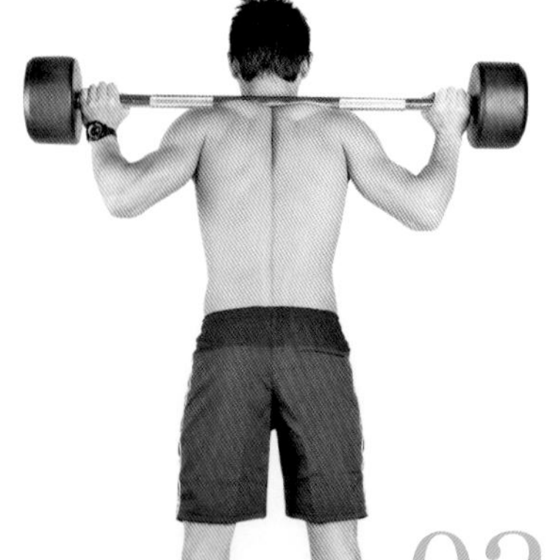

02 呼气，脚后跟用力蹬地，抬起身体，脚尖踩在杠铃片上，支撑全身。短暂停留后脚后跟慢慢放下，同时吸气。接着呼气，重复以上动作。

型男课堂

选择适合自己的服装很重要，那会让你的身材看起来更加匀称、有型。国字脸的男生应该选择穿“V”字领或者桃心领T恤，可以达到拉伸脸部效果。身材臃肿的男生最好穿深色系的衣服，尽量避免穿浅色的衣服，深色系衣服有视觉收缩的效果，可以让你看起来更加苗条，而浅色的衣服有膨胀感，会让你看起来更臃肿。

坐姿提踵——紧实小腿线条

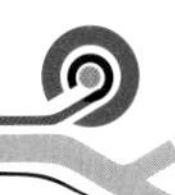

训练次数和组数

每组做12~15次，
共做3~5组。

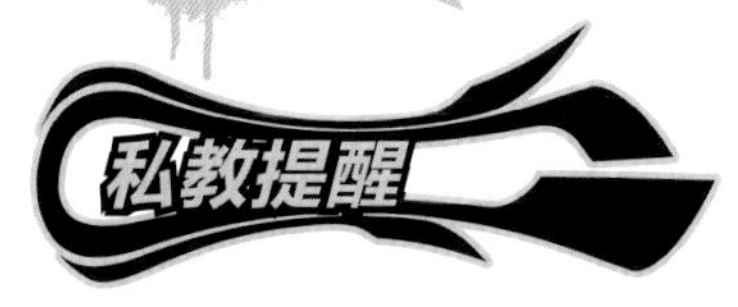

在运动时，应选择适当高度的座椅进行训练，以坐下之后大腿与地面平行、膝关节呈90°为宜。

功效导航

此动作是针对小腿肌肉进行的专门训练，经常锻炼能缩减小腿肚，让小腿线条看起来更加修长。

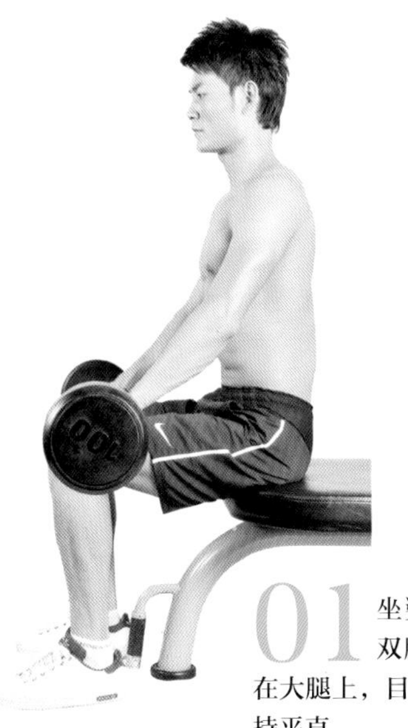

01 坐姿，腰背挺直，双腿扶住杠铃，放在大腿上，目视前方，身体保持平直。

02 呼气，脚后跟慢慢用力向上抬起至小腿完全收紧。短暂停留后，小腿肌肉慢慢放松，脚后跟贴向地面，同时吸气。接着呼气，重复以上动作。

型男课堂

营养专家认为人体一天中所需能量的20%～25%要依靠早餐来提供。所以每天定时定量地吃上一顿健康、美味的早餐是相当重要的，一般建议早餐应该包括一杯热饮、一个乳制品、一个水果和一盘谷物食品。如果不吃早餐，起床2～3个小时以后会引起低血糖，导致疲劳、头疼、极度饥饿。

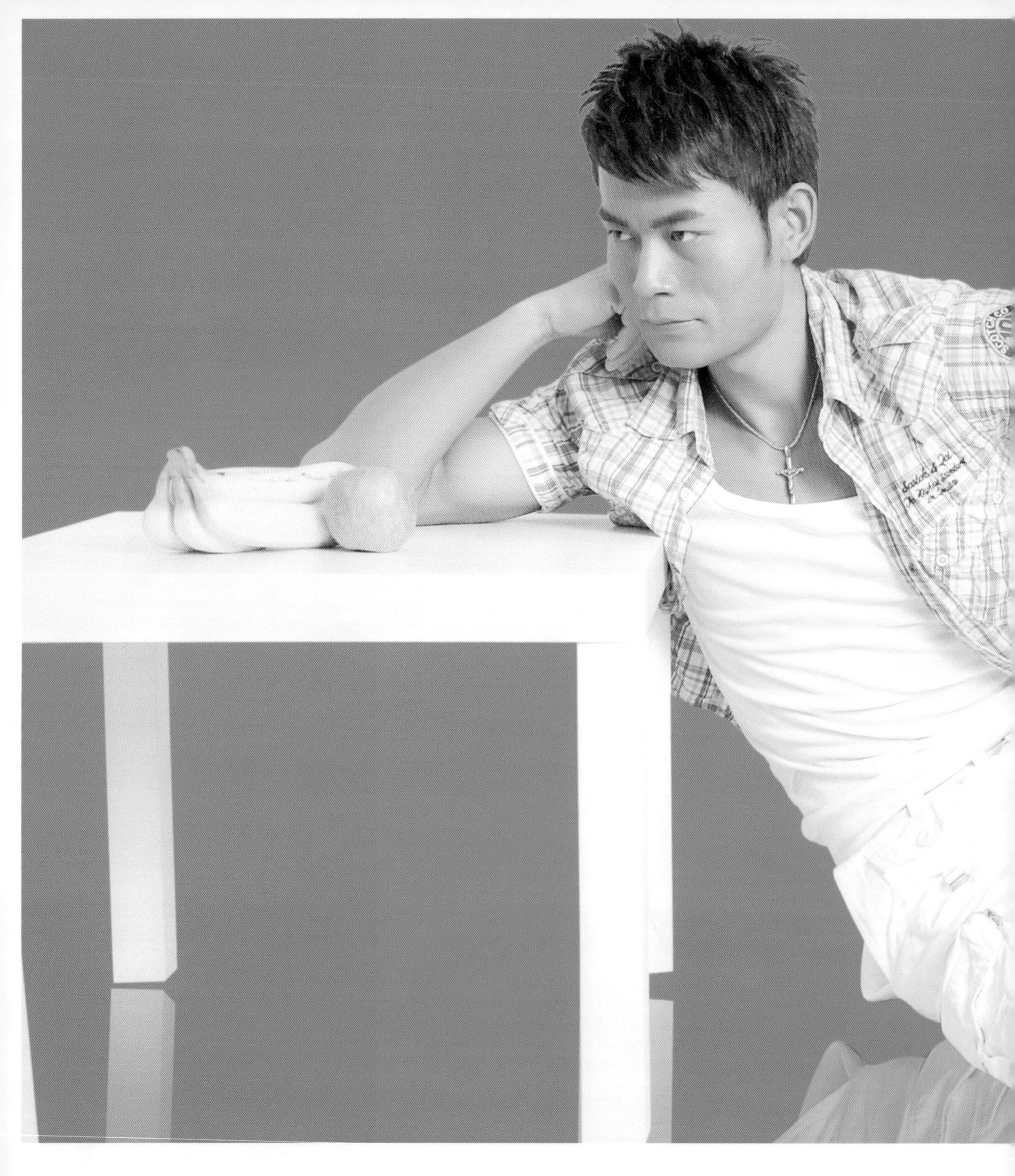

Enjoying "Thinning" Life from Today

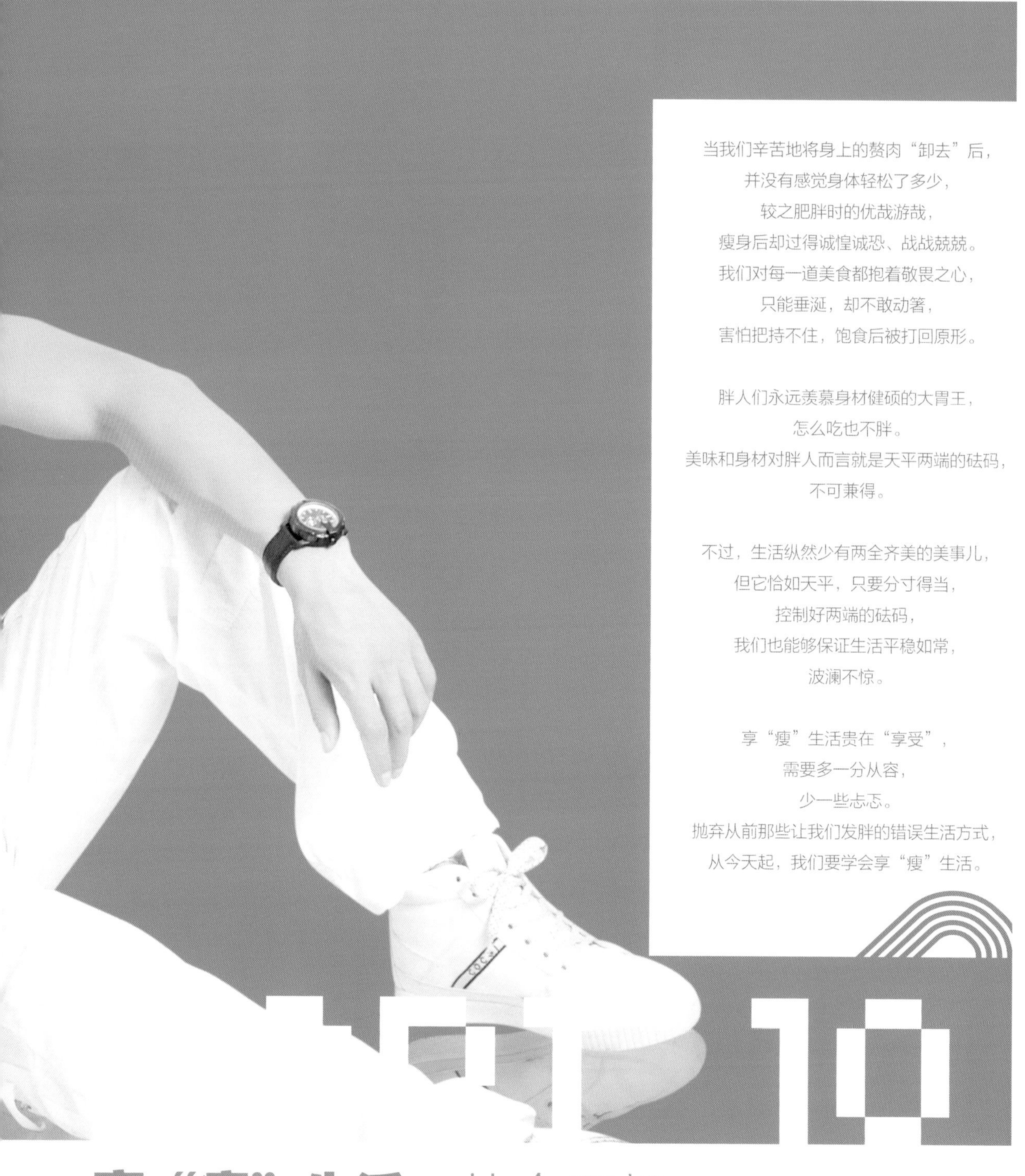

当我们辛苦地将身上的赘肉“卸去”后，
并没有感觉身体轻松了多少，
较之肥胖时的优哉游哉，
瘦身后却过得诚惶诚恐、战战兢兢。
我们对每一道美食都抱着敬畏之心，
只能垂涎，却不敢动箸，
害怕把持不住，饱食后被打回原形。

胖人们永远羡慕身材健硕的大胃王，
怎么吃也不胖。
美味和身材对胖人而言就是天平两端的砝码，
不可兼得。

不过，生活纵然少有两全齐美的美事儿，
但它恰如天平，只要分寸得当，
控制好两端的砝码，
我们也能够保证生活平稳如常，
波澜不惊。

享“瘦”生活贵在“享受”，
需要多一分从容，
少一些忐忑。
抛弃从前那些让我们发胖的错误生活方式，
从今天起，我们要学会享“瘦”生活。

10

享“瘦”生活，从今天起

透视健身房，让你成为健身达人

自从运动健身风靡的那一刻起，健身房就成了所有运动达人的圣地，他们每天在健身器械面前披荆斩棘、挥汗如雨，在身上筑起一道道铜墙铁壁。

与此同时，健身房也成了志向减肥的胖先生们的精神寄托场所，胖先生们渴望健身会所能让自己脱胎换骨、重新做人，摆脱那一身臃肿的赘肉。但是，减肥的终极目标似乎成了戈多，胖先生们日复一日地办卡、练习、办卡，戈多却迟迟没有出现，身上的赘肉依然驻扎着。

其实，很多时候我们过分依赖一样东西，就容易忽视其中存在的问题。健身房虽好，但它也有许多小细节需要注意，只有了解了它们，你才能真正利用好健身房的资源，才能快速减去身体脂肪，加入瘦人一族。当透视完健身房的这些细节后，你就不会过分地迷恋健身房，因为你就是健身达人。

健身会所参差不齐，得认真挑

很多减肥者一看到健身会所这个招牌，就迫不及待地办会员卡，等到锻炼时才大呼上当了。

其实，现在很多健身房资质参差不齐，有些只管往会所里招人，却不想着更新器械和设备，造成很多人争抢一套器械的情况。还有一些健身会所建在 CBD（中央商务区）中，不但会费高，每逢周末还人满为患，完全就找不到适合自己健身的场地和器械，还不如一个人宅在家里举哑铃。

在办卡前，一定要仔细考量健身会所的资质。除了充分考虑交通和距离的因素，还要检查健身会所的采光及通风效果是否适宜健身。此外，还要观察健身会所内部的配套设施是否齐全，包括健身器械设计和摆放是否科学，有无休息区、娱乐区、饮品区、浴室等配套设施。它们都是保证我们取得较好的减肥效果的重要条件。

急着办年卡，看似划算，实则减慢减肥进度

很多人为了减肥，往往会在健身教练的怂恿下，办一张健身年卡，认为

相较于月卡和季卡要划算许多，却不知道这其实是在间接地减慢自己的健身进度。因为人都是有惰性的，在减肥开始时，你也许会信誓旦旦、跃跃欲试，跑到健身房兴致勃勃地训练，但是，久而久之就会倦怠下来，你会觉得有一年的时间可以给自己耗下去。不过，如果只是办一张月卡，你就会明显地感到一种压力，督促和逼迫着自己制订严格的减肥计划，然后排除万难，最终化蝶。

切忌过度依赖私教

胖先生们总认为，私人教练能为自己制订一个切实可行的减肥计划，帮助自己更快地减去身上的赘肉。可是要知道，现在一些私教是抱着拿提成和学费的心态去教学的，他们清楚一旦教会学员掌握所有的减肥课程，或者说加快你的减肥进度，在你身上所获得的利润就会相应减少，这是他们所不愿看到的。因此，许多私教都会为学员制订一个较长的减肥计划，还美其名曰健康、科学、合理的减肥计划，实际上是在耗费你的时间和金钱。

所谓"夜长梦多"，减肥者最缺的就是毅力，一个耗时费力的减肥计划只会让减肥者失掉信心，最终半途而废。减肥者千万不要将减肥弄成一场持久战，而要速战速决。另外，减肥者往往有这样的心理：只要请了私教，减肥一定能成功。这种想法其实很荒谬，要知道私教的作用只是指导我们减肥，帮助我们制订一个更高效的计划，最后将其付诸实施的人仍然是自己。所以，千万不要过度依赖私教，永远要清楚一点：我们才是减肥的实施者。

减肥是个体力活和耐力活，只要遵照私教的指导和计划，坚持不懈地锻炼，就一定可以摆脱身上的赘肉，朝型男看齐。

健身卡转卡不是件容易事儿

生活中难免会出现意外，比如，刚刚在家附近办了健身卡，却要搬家。一旦出现上述意外，我们往往会选择转借或转让健身卡来降低损失。不过，

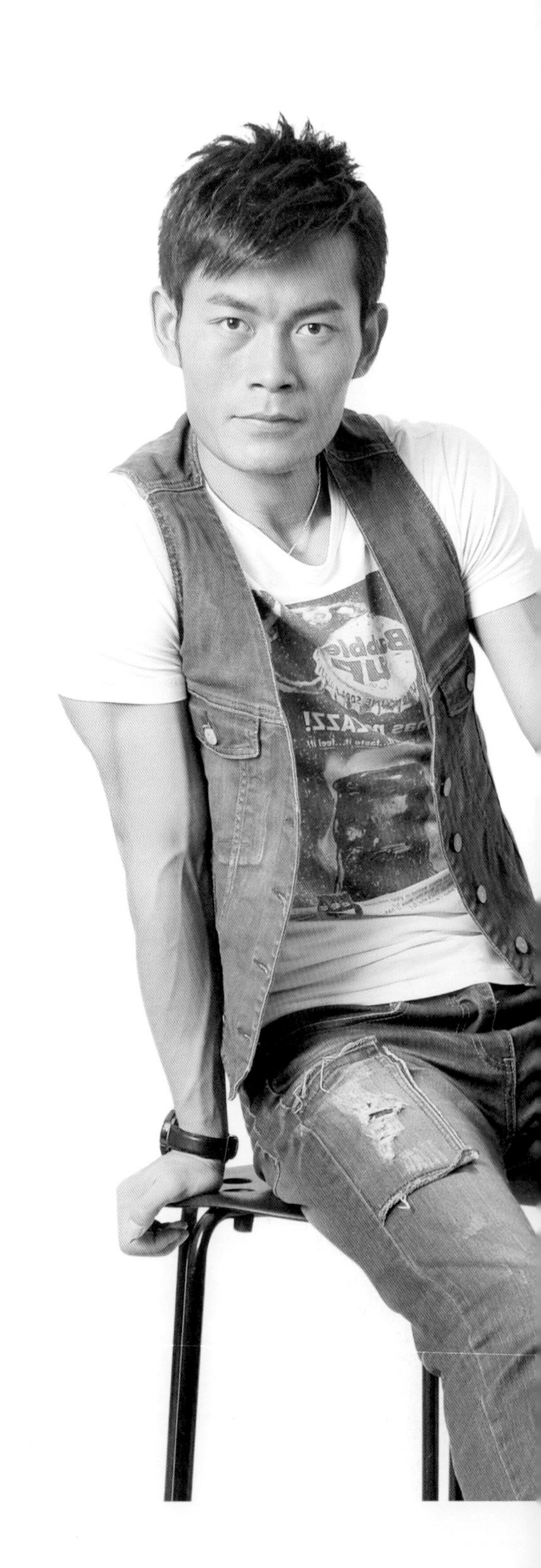

转借或者转让健身卡可不是件简单的事儿，健身会所会让我们交纳高额的转让手续费，甚至很多健身会所根本不允许学员转让会员卡。

这其实是健身会所自我保护的一种手段，虽然有些霸道，但也无可厚非，要知道健身会所在替你办卡前，可没指望你天天前去健身。当然，相信没有哪个人有这么多的时间和精力去健身，但是如果健身卡可以随意转借的话，情况就不同了。这时就有可能出现张三、李四、王五共用一张健身卡天天去健身的情况，很明显，这会过分挤占健身会所的资源。因此，为了避免不必要的麻烦，健身会所往往会在合同中列出健身卡不得转借或转让的条款。

如果想要规避这种转借健身卡的麻烦，就必须在办卡前与健身会所方面沟通好，确定健身卡可以转让他人，如果你所在的健身会所实在不允许将健身卡转借他人，那就只有缩短健身卡的周期，改办季卡或者月卡，这样就能降低风险了。

健身会所也是扩展交际圈的好平台

健身会所除了能够健身，它还是一个很好的交际场所。

虽然我们去健身会所的第一目的是减肥健身，但是千万不要忘了在健身时多交几个朋友。交朋友的目的很纯粹，与功利无关。健身会所的健身者都是为了健身而聚在一起的，单是这一点，就足以让彼此有更多的共同语言，这会让健身会所的气氛更加融洽，帮助我们消遣健身时的辛苦与枯燥。

我们可以同健身友人交流健身经验，帮助自己改变错误的健身习惯，让自己更有效地完成健身、减肥计划。

美味生活，快乐享“瘦”

很多男士都清楚运动对减肥的帮助，但是一提到饮食，就往往将它放到减肥的对立面，认为饮食是造成肥胖的罪魁祸首。这种观点其实是缺乏科学和客观的判断。事实上，正确、科学的饮食不仅不会造成身体的肥胖，还会帮助我们更轻松地减肥，让我们的减肥事半功倍。健康科学的饮食不仅不会让你委屈味蕾、憋着肚子去挨饿受罪，而且能够让你在享受美食的同时，继续享“瘦”身材!

绝佳的减肥饮品

红酒

很多人都知道饮酒是减肥的一大禁忌，也知道有一种身材叫做“啤酒肚”，但是凡事都有例外，红酒就属于酒中异类。

红酒是一种很好的睡前减肥饮品。红酒所含的酒精成分能辅助睡眠，更能缓慢升高身体的温度，让夜间新陈代谢加快，从而促进脂肪的燃烧。另外，红酒还能舒缓身体压力，有效抑制压力性的暴饮暴食。

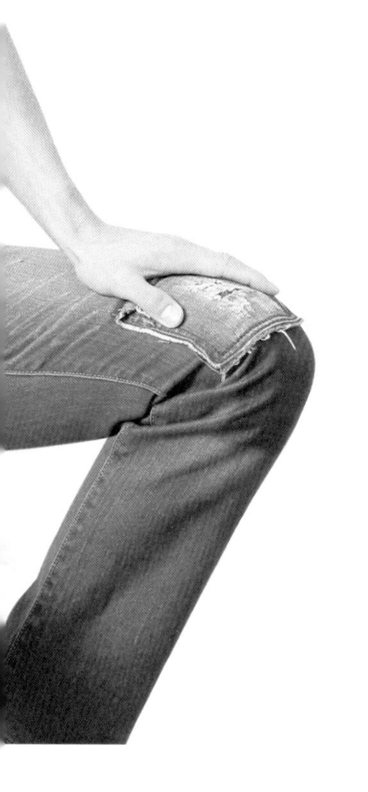

酸奶

科学研究显示，长期便秘和体重增加有一定的关系。酸奶是一种很好的减肥佳品，酸奶中富含活性乳酸菌，能够有效地调节体内菌群平衡，促进胃肠蠕动，帮助缓解便秘。另外，酸奶能够让人产生较强的饱腹感，轻微饥饿时喝一杯可以有效缓解迫切的食欲，从而减少下一餐的进食量。

食醋

食醋不但是不错的调味剂，还是很棒的减肥饮品。食用醋的减肥功效在于它能促进胃酸分泌和胃肠道消化。另外，食醋也被认为有调节人体酸碱值的功效，能够有效改善身体的弱酸性，让你拥有不容易发胖的体质。

另外，在煮鱼汤、骨头汤时，适当地滴一两滴醋，有助于软化其中的钙质，让我们更易吸收。时下流行的水果醋中还含有矿物质钾，能够帮助排出体内过量的钠，降低患高血压的风险。

蜂蜜

蜂蜜不仅热量低，还含有大量的脂肪酸，能够促进肠胃的蠕动，帮助消除黏附在肠胃上的油脂。蜂蜜还含有丰富的维生素和矿物质，能调节肠胃功能，排出体内毒素，改善便秘状况。另外，蜂蜜中所含的葡萄糖和果糖成分不会对胃肠造成负担。

蜂蜜养生功效也相当显著，经常喝蜂蜜能保护我们的肝脏，达到美容养颜、改善睡眠质量的作用。

绿茶

绿茶能够帮助减肥其实已经不是什么秘密了，因为绿茶中含有茶多酚，它能促进脂肪酸的代谢和脂肪水解，帮助抑制多种酶的活性，减少碳水化合物的吸收。因此，饭后喝绿茶是一种不错的减肥方式。

另外，茶多酚还有美容祛斑、排毒通便、清理肠胃、预防前列腺炎的功效，饭后饮一杯绿茶无论对于减肥还是对于美容养颜都是不错的选择。

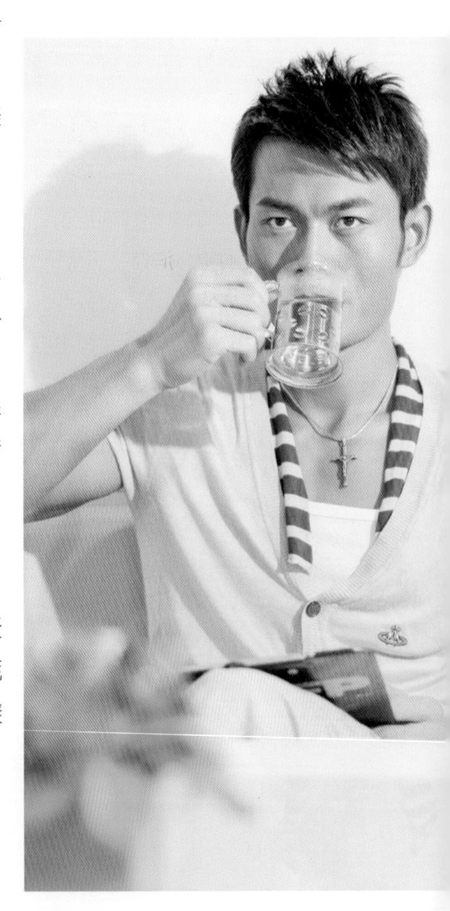

鲜美蔬果，减肥大餐的主菜

相信没有谁会怀疑水果、蔬菜的减肥功效，很多女生就是通过每天吃水果而成功减肥的，大 S 曾经在她的美容书中推荐过苹果减肥餐。蔬菜水果之所以有助于减肥，在于它们属于低脂、低热量的食物，可以避免吃完食物后造成的脂肪和热量积聚。另外，水果含有丰富的膳食纤维，能迅速让人产生饱腹感，从而停止继续进食。蔬果还可以促进肠道蠕动，促进排便和消化。

苹果

苹果除了具备膳食纤维促进肠道蠕动以及增强饱腹感的功效外，苹果中富含的果酸，还能加速身体代谢，减少体内脂肪，具有降低胆固醇的作用；经常食用苹果还能缩小因长期暴饮暴食而胀大的胃，让你的饮食更加节制，避免过量进食造成脂肪堆积。

另外，苹果所含的矿物质钾、锌和多种维生素对人体健康有很多好处，能够起到提高记忆力、生津止渴、润肺、止泻、醒酒的功效。国外调查还发现，经常吃苹果还能降低患前列腺炎的概率。

香蕉

香蕉减肥法是现在风靡日韩的一种减肥方法，它的原理是用香蕉餐取代正餐达到减肥的目的。由于香蕉的热量要远远低于正餐，所以能够通过降低热量摄取达到减肥的目的。香蕉中还富含大量的矿物质钾，除了能帮助消除下肢浮肿，还能促进体能的恢复，让身体快速摆脱疲劳。另外，香蕉对于减压、降低高血压和胆固醇、消除便秘都很有帮助。

需要提醒的是，应该尽量避免空腹吃香蕉，否则容易使身体血液内的镁含量升高，造成体内镁、钾失调。另外，空腹吃香蕉会加快胃肠蠕动、加快血液流动、加大心脏负荷，极易引发心肌梗死，因此，患有心脏病的人应尽量避免吃香蕉。

柠檬

柠檬的热量较低，具有舒张、软化血管，加速血液循环，促进胃肠消化的功能，能够帮助消除体内多余的皮下脂肪，达到减肥的目的。

因为柠檬较酸，不建议单独食用，可以采取在开水中滴入柠檬汁的方式饮用，同样具有很好的减肥效果。

另外，柠檬还具有美白润肤的功效，将柠檬汁涂抹在面部有助于消炎、祛痘。

奇异果

奇异果富含维生素 C 膳食纤维、钾，又能促进人体对维生素 C 的吸收；同凤梨一样，奇异果还含有大量的蛋白分解酶，有防止便秘、帮助消化、美化肌肤的奇异效果。

螺旋藻

螺旋藻作为一种营养成分最丰富、均衡的植物，除了能发挥蔬果的减肥功效，还能在帮助你减肥的同时提供多种营养元素。螺旋藻比其他蔬果含更多的蛋白质，且极易被人体吸收。螺旋藻还含有大量其他蔬果所没有的营养物质，包括多种脂肪酸、维生素 B_{12}、多种生物活性物质和人体必需的 9 种氨基酸，能够起到增强人体免疫力的功效，对治疗低血糖和贫血、糖尿病、慢性疲劳综合征等也有很好的帮助。螺旋藻制品一般在饭前半小时服用。

红薯

红薯除了味美外，还是一种不错的减肥食物。新鲜红薯所含能量较低（每 100 克鲜红薯仅含 0.2 克脂肪，大概为大米的 1/3），还有较强的饱腹感，经常食用可以抑制皮下脂肪的增长和堆积，还能帮助平衡体内酸碱值和润肠通便。

蔬果的高营养价值是众所周知的，它的减肥功效也是毋庸置疑的 。如果你本就是一位水果美食达人，你一定是在享“瘦”水果给你带来的好身材。如果你是天生的肉食动物，那么，为了身材和健康，请适可而止。少吃肉，多吃蔬果，你才能昂首阔步地迈向型男大军！

男性健康减肥，肉不可少

很多人常常会将吃肉跟长肉联系在一起，认为吃肉就等于长肉、发胖，便想当然地将肉从减肥餐中划掉。缺乏肉质的减肥餐是极不健康的，特别对于男性来说，食肉对维持男性健康是必不可少的。另外，很多肉类不仅营养丰富，有益于男性健康，而且脂肪含量少（如鱼肉、牛肉），可以放心食用。

肉类富含的蛋白质能促进肌肉增长，而肌肉的增加又能进一步提升基础代谢率，有利于加快糖类分解和脂肪燃烧，让你时刻保持匀称的好身材。

鱼肉

很多人都喜欢吃鱼，鱼肉的确是很鲜美的一道菜肴。鱼肉不仅富含大量的蛋白质，而且脂肪含量少，可以避免摄取过多脂肪造成身体发胖。另外，鱼肉还富含其他肉类中少有的不饱和脂肪酸，能够起到稳定血压、降低胆固醇等功效。

另外，鱼肉富含维生素和矿物质，经常食用能够起到健胃消肿、养肝补血的作用，还能预防高血压、心肌梗死等心血管疾病。吃鱼绝对是件很享“瘦”的事儿。

牛肉

牛肉是一种对男性减肥、增肌相当有益的食物，其中富含维生素和矿物质，包括维生素 B_6、B_{12}，以及矿物质锌、钾、镁、铁等，这些营养物质对补充和恢复体能，获得最佳健身效果有很大的帮助。另外，牛肉中还富含肌氨酸、肉毒碱、丙氨酸，这些营养物质在其他肉类中的含量则相对较少，而它们恰恰是增长肌肉不可或缺的元素。所以，平常喜欢吃牛肉的男士们，不必再对牛肉敬而远之了，可以尽情享用美味。

牡蛎

牡蛎素有“海中牛奶”的美誉，含有大量的矿物质锌、铁、磷、钙以及优质的蛋白质和多种活性物质，且脂肪含量较少。经常食用牡蛎对保护男性健康也很有帮助，能够达到增强性功能和精子质量的效果，还对男子遗精、虚劳亏损、肾虚阳痿有很好的改善和治疗作用。男士应该在减肥的同时，巩固和增进自身的健康。

鸡蛋

鸡蛋是恢复体力和元气极佳的食物之一。鸡蛋的蛋白质含量很高，氨基酸比例均衡，易为机体吸收。力量训练后，吃几个煮鸡蛋能促进肌肉的增长和力量的增强，从而进一步提高基础代谢率，减少脂肪在体内的囤积，达到保持身型的效果。对男性而言，不论是减肥还是增肌，运动后食用鸡蛋都是既经济又实惠的选择。

鹌鹑

鹌鹑除了肉质非常鲜美，还富含营养，包括无机盐、卵磷脂以及多种人体所需的氨基酸。另外，鹌鹑的脂肪含量也较少，经常食用，不仅不用担心长出赘肉，还有益健康。尤其对于男性，食用鹌鹑肉，可补益五脏、补气养血、壮筋骨、补肾壮阳。

单纯的减肥只会把身体越减越虚，男士应该在减肥的同时，让自己摄取足够的营养，这样才能使减肥更有成效。

瘦身习惯，一网打尽

很多时候，我们身上的肥肉不是因为吃得太多或运动得太少而形成的，而是被我们错误的生活方式娇惯出来的。仔细观察一下身边的胖人，你会惊讶地发现，许多胖人都具有某些相同的生活方式。正是因为这些生活方式太不健康，才使得他们的腰围一次次扩张，最后万劫不复。

所以，不论你的身材臃肿或是苗条，都请养成良好的生活习惯，因为这不仅关乎身材，而且关乎健康。

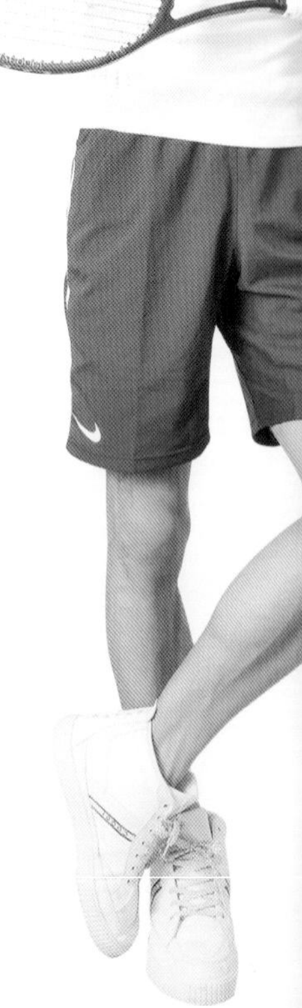

健康饮食规律有讲究

健康的饮食规律必须做到进食时间和进食量的规律。

规律的进食时间，会让肠胃适应我们的进食节奏。这样，在进食时肠胃就能调整到一个最佳的进食状态，更好地消化、吸收食物。

养成健康的进食时间

健康、规律的进食时间应该是在早上9点前进食早餐，在下午2点前进食中餐，在晚上9点前进食晚餐。健康的早、中、晚三餐的进食比例应该保持在3∶4∶3，千万不要因为减肥而错过其中任何一餐。长久以来，人体已经适应了一日三餐的规律，如果经常性地改变饮食规律，势必会造成消化功能的紊乱，不论对减肥，还是对身体健康都是不利的。

不规律的进食时间容易造成饮食过量

不规律的进食时间常常会引起不规律的进食量，其后果往往是暴饮暴食。很多人都喜欢在饿的时候狼吞虎咽地进食，这样很容易引起胃肠道的紊乱，影响消化系统的正常运转。另外，暴饮暴食会导致食物摄取量的激增，加重胃的负担，造成脂肪和糖类的积聚，从而引起肥胖。

一日三餐不可少

为了保持好的身材，我们一定要保证一日三餐和三餐健康的进食量。“早餐吃好、中餐吃饱、晚餐吃少"，以及"吃饭只吃八分饱"是代代相传的饮食规律，一定要记住并践行。千万不要采取节食和不吃早餐的方式去减肥，这样做的结果只会适得其反。科学调查显示，经常不吃早餐的人容易引起急性胃炎、急性胰腺炎、冠心病、心肌梗死等疾病。节食只能通过减少食物摄取量来达到减肥的目的，并不会有很好的减肥效果，而且还影响健康。经常节食会导致胃囊慢慢缩小，一旦增加进食量，身体就会因为消耗不了过多的热量而积压下来，造成身体反弹、快速发胖的恶果。

将肥胖食品赶出你的世界

饮食上除了少吃那些油脂含量高的肥肉外，还有很多隐形发胖食物也要尽量少吃，它们不仅会让我们长胖，还会影响我们的健康。只有自动远离那些令我们发胖的食物，才能将它们赶出我们的世界，我们才能一身轻松，健康享"瘦"！

油炸食品将会膨胀你的身体

油炸类食品一直被称为"高热量、高脂肪、低营养的垃圾食品"，要想知道油炸食品对长肉到底有多大作用，看看那些手拿鸡翅汉堡的"大块头"就知道了，如果不想同他们那样变得大腹便便、脑满肠肥，你就该立刻将薯片、油炸鸡翅都一股脑儿地扔出窗外！

碳酸饮料腐蚀你的健康

碳酸饮料不只是高热量饮料，会造成我们身体的肥胖，它还会对我们的健康造成巨大伤害。碳酸饮料中含有大量的酸性物质，会导致人的体液呈酸性状态，这就不利于消除运动疲劳，而精子也比较适宜生活在碱性状态，酸性环境则会干扰精子的产生，降低精子活力和性能力。看到这些可怕的后果，你是否还觉得运动大汗淋漓后狂饮一瓶可乐是一件很爽的事呢？为了身材和健康，你都应该像远离毒品那样远离碳酸饮料。

面食，肥胖的隐形催化剂

许多人都不相信食用面粉类食物会导致身体发胖，很多人甚至在减肥的同时，还在放肆地吃面食，却不知道面食其实就是造成很多人肥胖的罪魁祸首。面食经过精加工后，丢失了原有的维生素和纤维质，这就使我们在进食面食后无法摄取足够的营养。更重要的是，我们在吃面食时很少咀嚼，面食会快速进入胃里，导致胃不能及时消化面食，久而久之胃部的消化功能就会下降，最终导致脂肪的蓄积。经常食用面食还会引起消化不良和便秘等。

因此从现在起，你就应该记住这样一句话：宁愿吃肉，也不能吃面。

吃糖等于吃肥肉

很多胖人有一个共同的饮食爱好，那就是爱吃甜食，尤其是爱吃糖。其实长胖与吃糖有很直接的联系，其影响结果不亚于吃肥肉。蔗糖是由甘蔗榨汁后熬制成的，多吃糖就不可避免地会积聚大量的热量。更重要的是，经常吃糖会改变身体的酸碱值，让你成为酸性体质，也就意味着你会更易长胖、更易发病。所以，无论出于保持身体健康，还是为了保持好的身材，都应该将爱吃糖这一项从你的饮食项目中永久地删除掉，实在爱吃甜食的朋友可以选择用蜂蜜代替蔗糖。

远离烟酒，迈向健康

香烟、美酒是男生们的最爱，很多男生会觉得吸烟喝酒很有男人味，对“吸烟有害健康”这样的劝告不以为然。殊不知，吸烟、喝酒除了影响身体健康，还是减肥的一大禁忌。

吸烟、喝酒会通过降低我们身体的免疫力，导致代谢率下降，造成身体发胖。

经常吸烟会影响肝脏的脂质代谢功能，令血液中脂肪增加，使得良性胆固醇减少，恶性胆固醇增加。

饮酒同样会加大肝脏的负担，我们喝酒后肝脏需要将吸收的酒精代谢掉，变成其他化学物质。经常喝酒就会导致肝脏的代谢解毒功能下降，造成肝脏清除血液中脂肪的功能下降，让身体囤积更多的脂肪，引起脂肪肝和酒精肝等疾病。另外，酒精毫无营养，只会一味地使人发胖。有人计算过，一大瓶啤酒约等于小半碗饭。

少喝冷饮，少长脂肪

通常运动完，很多人会有喝冷饮的习惯，大家也没有意识到这和肥胖有什么关系，并且觉得这样很爽。其实，大多数人都不知道喝冷饮也是导致肥胖的帮凶。冷饮下肚后，腹部温度骤降，这样就会导致你的身体需要通过增加脂肪来保护胃肠，间接造成脂肪堆积，导致你的腹部肥胖。另外，喝冷饮还会造成血管收缩、代谢率变慢，造成糖类和脂肪分解速度变慢。

少嚼槟榔，预防脸变宽

现在很多男生都有嚼槟榔的习惯，甚至成瘾，无论走到哪里，口里都嚼着槟榔。日积月累，我们会发现嚼槟榔的男生有个相似的特点，那就是腮帮子都很大，牙齿很不干净，布满红色的牙渍。所以，如果不希望自己的脸继续横向延伸，你就得及时扔掉那些槟榔，这样才不至于在一副伟岸、健硕的身体上仰着一张极不和谐的脸。值得一提的是，经常嚼槟榔还会引起咽喉癌。

为了你的健康，也请远离槟榔！

每天喝满8杯水，为健康护航

喝水永远是维持人体健康必须要做的事儿，而且每天必须喝 8 杯水（共 1500 毫升）。足够的水分供给除了从内部给皮肤补充水分，还能加快胃肠的蠕动，促进消化和能量的分解，从而达到减肥的目的。同时水分还能稀释体内毒素，通过体液的形式排出体外，从而使身体更加健康，皮肤更加水润、有弹性。

渴了再喝不管用

很多人喜欢渴了之后再喝水，这其实是一种很不健康的饮水习惯。因为在你的大脑接收到渴的信号时，其实身体早已严重缺水了，这时你的身体会出现代谢功能下降、血液流动速度减缓等情况，久而久之皮肤会变得干燥、缺水，你的身体也会慢慢酸化，变成肥胖体质。

如何喝好一日8杯水

一天 8 杯水要把握好健康的饮水时间。通常，应该保证间隔一个半小时喝一杯温水。清晨起床后，应该趁着空腹喝一杯温开水，这样能够起到清理肠胃，帮助消除肠道内的垃圾和毒素，促进宿便排出的功效。中餐和晚餐前半小时内应该喝一杯水，这样除了能够清理胃肠道，让肠胃更好地发挥消化和吸收的功能，还能有一种饱腹的效果，进一步减少食物摄取量，达到减肥的目的。

饮水不当，反受其害

睡前两个小时内应该避免饮水，人体在睡眠状态下新陈代谢率会逐渐减缓，如果这时补水，身体会因为无法正常吸收和排出水分而将水分积压在体内，造成第二天眼部和面部的浮肿。

缺水会造成身体功能的下降，过量饮水同样影响身体健康，还会造成肾脏的负担，甚至可能影响肝脏功能的正常发挥。因此，在记住时刻补水的同时，千万不要过量饮水。

预防长胖的小妙招

餐前水果，既营养又饱腹

如果你有饭后吃水果的习惯，请将这个不良的饮食习惯改一下，变成餐前吃水果，那么它就成了一个很好的减肥习惯。餐后水果不仅会导致我们进食过量，还会因为胃消化吸收主食的时间过长，而影响水果的正常消化。如果在进食主食之前吃一个苹果，不但能够让胃很好地消化苹果的营养，而且胃也会因为进食了苹果而产生饱腹感，这样我们就会减少主食摄取量，避免进食过量和热量囤积。平常吃饭前也可以先喝点汤，同样具有餐前进食水果的功效。

吃东西细嚼慢咽，让食物在舌尖多翻转一下

很多人在吃饭时都有狼吞虎咽的习惯，无论是因为赶时间，还是因为实在太饿，今后请养成细嚼慢咽的习惯，这绝不是为了让你看起来更有涵养，而是出于维持身材的考虑。细嚼慢咽除了能够让食物在咀嚼的过程中充分被唾液中的酶分解，降低胃肠道的负担；更重要的是，咀嚼能够帮助你在相同的时间减少食物的摄取量，让胃在你吃饱后同步地对你发出吃饱的信号，避免过量的饮食摄取造成糖类和脂肪积聚而引起肥胖。

吃完东西，马上刷牙或漱口

吃完东西后，马上刷牙或漱口除了能让你保持口气清新和口腔健康，更重要的是，刷牙能够很好地抑制你的食欲。养成饭后刷牙的好习惯，能够慢慢改掉饭后吃零食的坏习惯，这样就能从源头上减少食物摄取量，避免身体发胖。因此，下次吃完饭，记住立刻刷牙，至少也应该漱口。

尽量避免吃零食，尤其是边看电视边吃零食

零食的热量极高，如果真有心减肥的话，还是少把薯片、巧克力一包一包地往嘴里塞吧！尤其是看电视时，千万别让零食出现在伸手可及之处，否则一部电影、一出连续剧下来，不知不觉间吃进的热量会很惊人的！

多泡澡、泡脚，促进新陈代谢

泡澡、泡脚是一种既舒服又健康的养生方式。泡热水澡不仅有利于排出身体毒素，还能帮助减肥。泡澡时，身体温度会慢慢升高，这样就能有效地加快新陈代谢，促进脂肪的燃烧，并且让毒素随汗液一起排出体外。泡脚同样能提高我们的体温，促进新陈代谢。另外，经常泡脚能刺激身体的各个穴位，从而达到很好的保健功效。

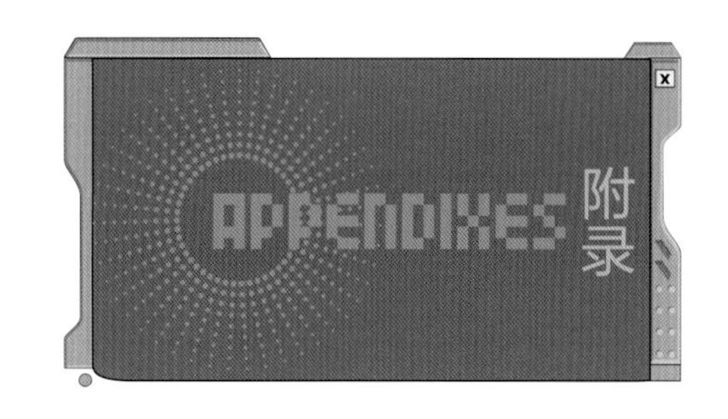

明星应急瘦身秘笈——月度减肥计划

Appendix: Stars' Tips to A Quick Fat Loss During One Month

月度减肥计划分为饮食篇和运动篇，只有兼顾好饮食和运动，才能达到健康、快速地减肥的效果。

饮食篇主要讲解饮食原则和搭配技巧。

运动篇分为力量训练、心肺训练及强化训练，计划以周为单位进行训练，其中力量训练及强化训练均要求每周训练 3~4 次，心肺训练则每周训练 1 次即可，三项训练必须分开练习，连续训练 4 周时间为一个月度计划。建议初学者在训练时，前 2~3 周时间进行力量训练，最后 1~2 周时间进行强化训练，以巩固和强化训练成果，心肺训练则始终保持每周训练 1 次即可。

饮食篇

水、蛋白质、维生素、矿物质（无机盐）、碳水化合物、脂肪，它们是维持人体健康的六大营养素。即使在减肥的时候，也必须保证对它们的正常摄取，这样才能保证人体有充足的体能进行减肥、健身。饮食计划具体落实到一日三餐，应该按照“早餐吃好、中餐吃饱、晚餐少吃”的原则进行。

早餐：鸡蛋 + 牛奶 + 麦片或者红薯

中餐：青菜 + 牛肉 + 米饭（米饭尽量少吃）

晚餐：水果沙拉（黄瓜 + 苹果 + 西红柿 + 香蕉等）

运动篇：

运动篇包括三部分内容：力量训练、心肺训练及强化训练。力量训练能够提升身体肌肉量以及新陈代谢率；心肺训练和强化训练则能够锻炼心肺功能，增强自身体能、耐力和爆发力。

三项训练在运动前都必须进行 5~10 分钟的热身训练，以保证训练时的最佳状态。

三项运动在训练完后都必须再继续进行 45~60 分钟的有氧运动。有氧运动是保证快速消脂、高效减肥的必备元素。在进行有氧运动时，可以选择跑步机、椭圆机或者动感单车，训练强度应由低到高逐渐递增，让身体慢慢适应和挑战训练强度。无论如何一定要保证 45~60 分钟的训练时长，这是保证身体有效燃脂最大的前提。

力量训练（每周3~4次）

力量训练以每周进行 3~4 次为宜，在训练时，个人可根据自身体能的强弱对计划的训练时间和强度进行调整。训练项目覆盖人体几大核心肌肉群，能从整体上对身体进行消脂、塑形。训练项目中除腹部练习每组做 20~25 次外，其他部位的训练动作均为每组 12~15 个（强度选择标准：以力竭时能动作规范地完成 12~15 个的强度为宜）。训练组数安排为每个动作做 3~5 组，每组动作之间间隔不得超过 1 分钟。力量训练计划如下：

胸部：卧推或俯卧撑（3~5 组）+ 飞鸟或绳索夹胸（3~5 组）

背部：引体向上或高位下拉（3~5 组）+ 坐姿划船或单臂划船（3~5 组）

腹部：仰卧卷腹或仰卧举腿（3~5 组）

腿部：深蹲或箭步蹲（3~5 组）

注：训练前热身 5~10 分钟，训练后进行 45~60 分钟的有氧运动。

心肺训练（每周1次）

心肺训练只需每周 1 次，一组训练包括 4 个动作，个人可根据自身体能完成 4~8 组的训练量，每组之间间隔 2 分钟为宜。4 个动作如下：

1. 踏板上下训练 40 次（踏板上下训练即双脚先后踏上踏板再下来为一个来回，高度视体能而定，可以先从踏阶梯开始练习。）
2. 跳绳 80 次
3. 折返跑 20 米往返 20 次
4. 蛙跳（个人视体能而定）

注：训练前热身 5~10 分钟，训练后进行 45~60 分钟的有氧运动。

强化训练（每周3~4次）

强化训练与力量训练的区别在于，力量训练每组只有一个动作，而强化训练每组则是由两个动作组合而成，如“哑铃卧推 + 哑铃飞鸟”为一组，两个动作之间不能停顿，以达到充分刺激肌肉、高效减肥的效果。一组训练完后，可休息 1 分钟，然后再进行下一组的训练，每个组合动作训练 3~5 组为宜。训练中注意除俯卧撑及腹部训练做到力竭外，其他训练动作以 12~15 组为宜。强化训练计划如下：

1. 卧推 + 飞鸟（3~5 组），或者俯卧撑 + 绳索夹胸（3~5 组）
2. 高位下拉 + 坐姿划船（3~5 组），或者引体向上 + 单臂哑铃划船（3~5 组）
3. 仰卧卷腹 + 仰卧举腿（3~5 组）
4. 深蹲 + 箭步蹲（3~5 组）

注：训练前热身 5~10 分钟，训练后进行 45~60 分钟的有氧运动。

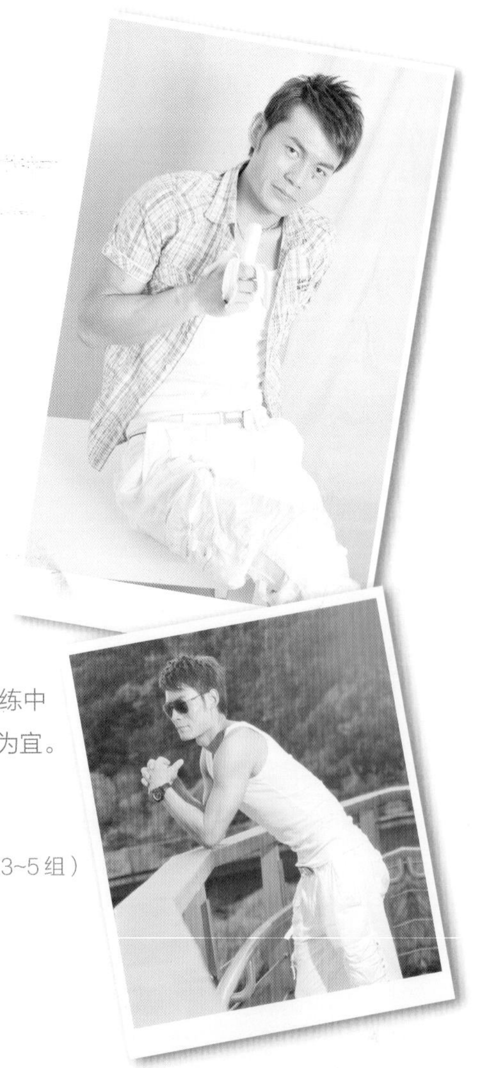